Hong Li Yuan

Qi Gong

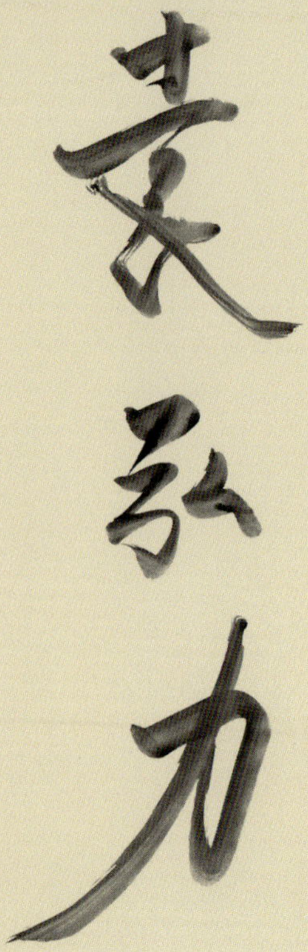

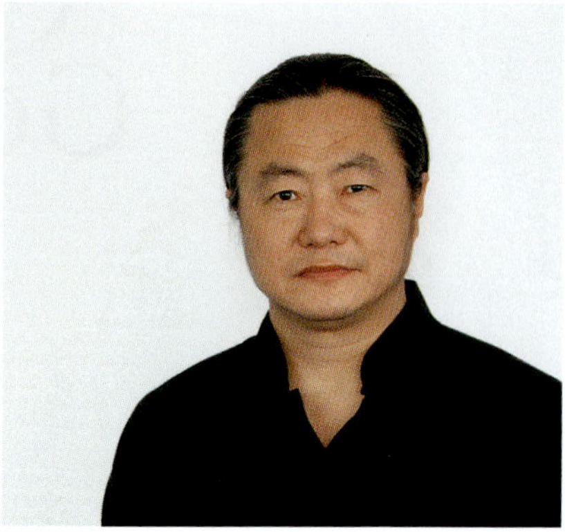

© privat

Der Autor

Hong Li Yuan, 1957 in Shanghai geboren, ist einer der bekanntesten Tai-Chi- und Qi-Gong-Meister. Bereits mit dreizehn Jahren lernte er Qi Gong und verbrachte viel Zeit in verschiedenen Klöstern und auf den heiligen Bergen von China. Er war Vorstandsmitglied der Tai-Chi- und Qi-Gong-Gesellschaft Shanghai. 1992 kam er nach Deutschland und gründete 1999 seine eigene Schule in Stuttgart. Hong Li Yuan ist Mitglied im Internationalen Qi-Gong-Ärzteverband. Seine Bücher »Tai Chi Chuan« und »Qi Gong« sind seit vielen Jahren Standardwerke.

www.tai-chi-chuan-qi-gong.de
www.tao-dao.de

Hong Li Yuan

Qi Gong

Der heilige Weg

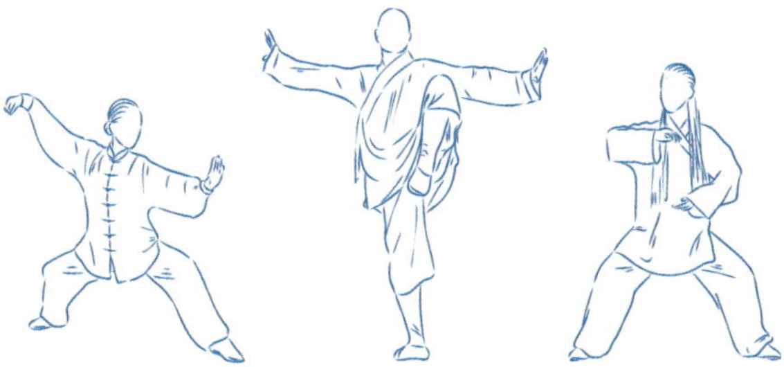

NIKOL
VERLAG

Die in diesem Buch vorgestellten Übungen wurden vom Autor und dem Verlag sorgfältig geprüft und haben sich in der Praxis bewährt. Dennoch kann keine Garantie für das Ergebnis übernommen werden. Der Verlag und der Autor schließen jegliche Haftung für Gesundheits- sowie Personenschäden aus.

2. Auflage 2026

Genehmigte Lizenzausgabe 2024 für
Nikol Verlagsgesellschaft mbH & Co. KG,
Barkhausenweg 11, 22339 Hamburg

Umschlaggestaltung: Nele Schütz Design unter Verwendung von
Shutterstock/Beretta 99 (Schriftzeichen), mrjohnblack (Yin Yang),
Ella (Qi Gong - Posen), Tama2u (Hintergrund)
Kalligrafie: Hong Li Yuan
Fotos Innenteil: Hong Li Yuan
Fotos Seite 39: shutterstock-images
Aufmacherseiten: © kchungtw, CanStockPhoto Inc.
Illustrationen Seite 95: Mascha Greune, München
Redaktionelle Mitarbeit: Bettina Yuan
Satz: Walter Typografie & Grafik GmbH, Würzburg
Gesetzt aus 9,5/13 MetaPlus
Druck: DZS Grafik d.o.o.
Printed in Slovenia

ISBN 978-3-86820-786-6

@ info@nikol-verlag.de
www.nikol-verlag.de

Inhalt

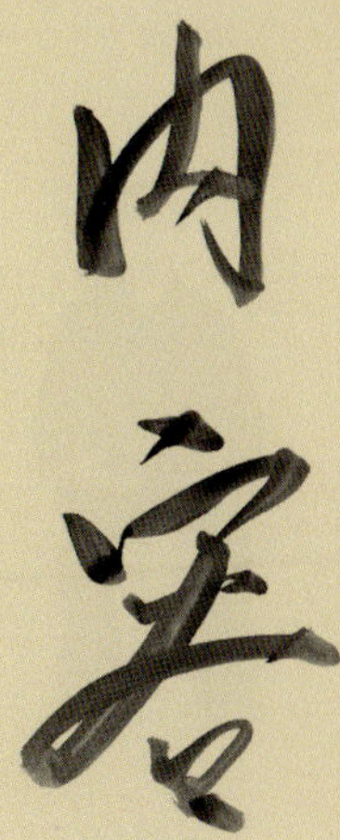

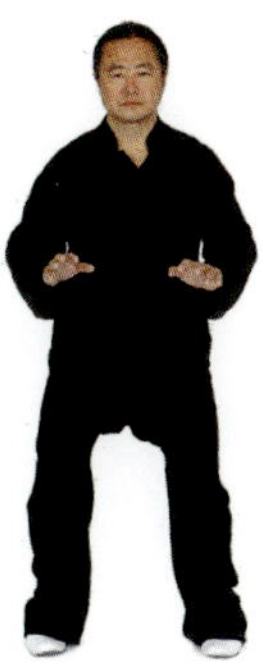

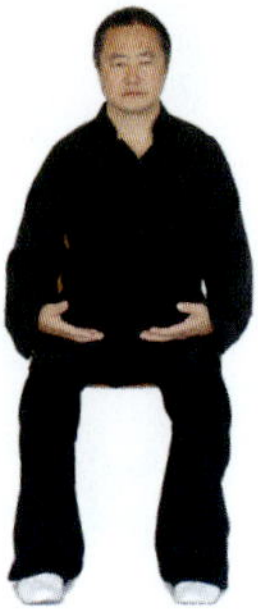

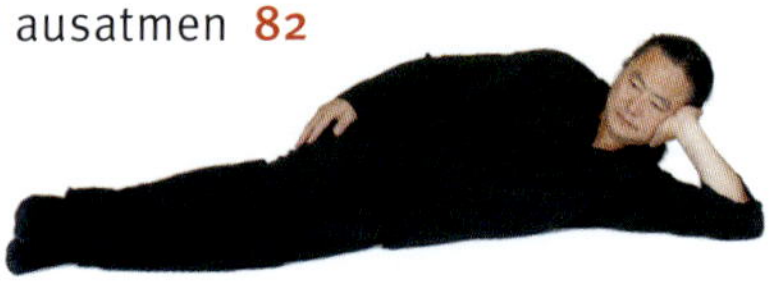

前言

Vorwort

Qi Gong – ein faszinierender und geheimnisvoller Name; auf Chinesisch bedeutet »Qi« »Energie« und »Gong« ist »die Fertigkeit«. Qi Gong bezeichnet also die Fertigkeit, Energie aufzunehmen, sich mit der Natur zu verbinden und den Energiestrom positiv einzusetzen.

Im Körper jedes lebendigen Menschen fließt Energie, die Lebensenergie. Wenn sie ausreichend vorhanden und stark ist, dann ist man gesund. Doch wenn man nur wenig und schwache Energie hat, ist man krank. Ist schließlich gar keine Energie mehr im Körper vorhanden, dann stirbt man.

Das Üben von Qi Gong hilft uns dabei, unser Energieniveau möglichst hoch zu halten. Wir können damit das Beste für unseren Körper tun, sodass wir gesünder und fitter werden. Den Erfolg der Übungen kann man ganz genau sehen. Doch die Lebensenergie selbst können normale Menschen nicht mit eigenen Augen wahrnehmen. Sie ist unsichtbar! Man bemerkt sie, spürt sie, doch man sieht sie nicht. Sie durchdringt alles Lebendige, Menschen und Tiere.

Seit seiner Entstehung vor vielen Tausend Jahren bis heute hat sich Qi Gong ununterbrochen weiterentwickelt. Außerdem hat es sich wegen seiner hervorragenden Auswirkungen auf die Gesundheit schnell verbreitet. Schon lange hat man seinen Wert nicht nur in China, sondern auf der ganzen Welt erkannt, und viele Menschen sind bereits in den Genuss des positiven Einflusses von Qi Gong gekommen. Immer mehr Menschen erlernen diese Kunst oder wollen sie kennenlernen, manche möchten auch der tieferen Bedeutung von Qi Gong auf den Grund gehen.

成佛之道

Qi Gong – der heilige Weg

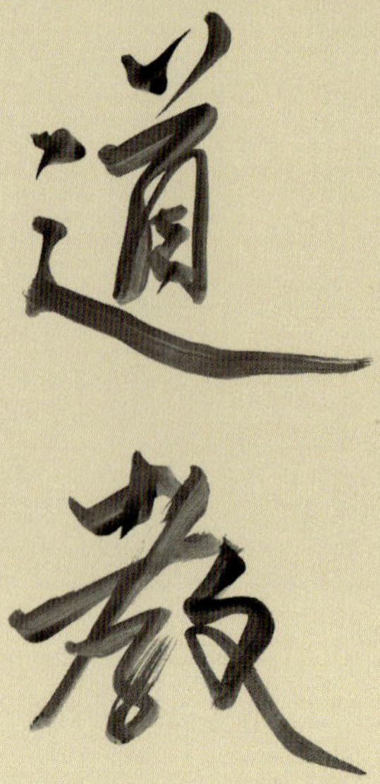

Dao und Daoismus

Unsere Welt existiert nur durch das Zusammenwirken zweier verschiedener Energien, der Yin- und der Yangenergie. Himmel, Erde und Menschen gehören zusammen. Sie sollen sich harmonisch miteinander verbinden.
500 Jahre vor Christus hat Lao Zi uns diese philosophische Theorie, die den Daoismus, eine der bedeutendsten Religionen Chinas, begründet, übermittelt. In seinem Buch »Dao De Jing«, Kapitel 42, schreibt Lao Zi Folgendes: »Das Dao ist aus dem Nichts entstanden, daraus entwickelte sich Energie und dann Yin und Yang. Durch die Verbindung und Bewegung von Yin- und Yangenergie fügte sich alles harmonisch zusammen ...«
Wenn man Qi Gong übt, wird man sich immer deutlicher der Zusammenhänge zwischen Himmel, Erde und Menschen bewusst. Nach der Philosophie des Dao kommt »Alles« aus dem »Nichts«, »Nichts« kommt aus dem »Alles«. So wie Sein aus dem Nichtsein kommt und wieder zu Nichtsein wird. Diese kreisförmige Bewegung hat uns die Astronomie schon bestätigt. Was wir heute sehen, ist nur eine bestimmte Phase in der Verbindung der Energien: Wir haben momentan »Alles«. Himmel, Erde, Pflanzen, Tiere und uns Menschen; verschie-

dene Ansammlungen von Yin- und Yangenergie. Die Menschheit stammt aus der Natur, sie ist nur eines ihrer Produkte wie auch zahlreiche andere Arten. Die Natur hat nicht nur »Alles« produziert, sondern versorgt uns immer weiter mit Energie, sonst gäbe es schon lange kein Leben mehr in unserer Welt.

Der Daoismus sah das ewige Leben als höchste Energiestufe an. Das darf man jedoch nicht falsch verstehen: Es ist nicht nur das Leben der Menschen und das Alter gemeint, »ewiges Leben« bezeichnet vielmehr die Fähigkeit, die eigene, vom Universum erlangte Energie bewusst und aus freiem Willen heraus wieder ins Universum zurückzubringen und zu harmonisieren. So bleibt die Energie sogar noch nach dem Untergang der Welt bestehen: Du bist immer da, nur in einer anderen Form. Dieses höchste Niveau kann nicht jeder erreichen, aber alle können durch das Erlernen von Qi Gong Gesundheit erlangen.

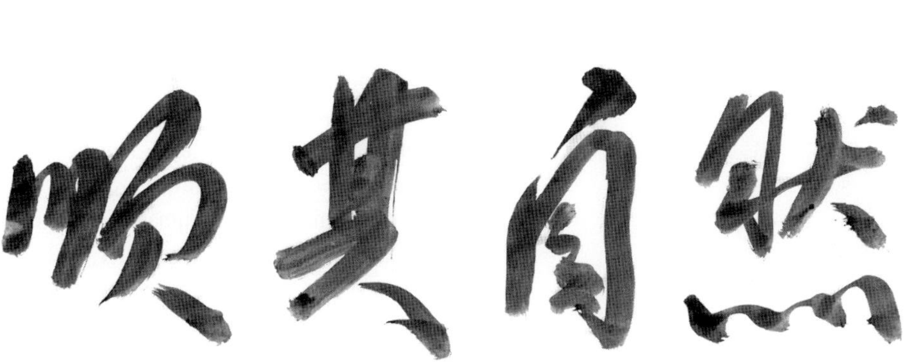

Mit dem Strom der Natur

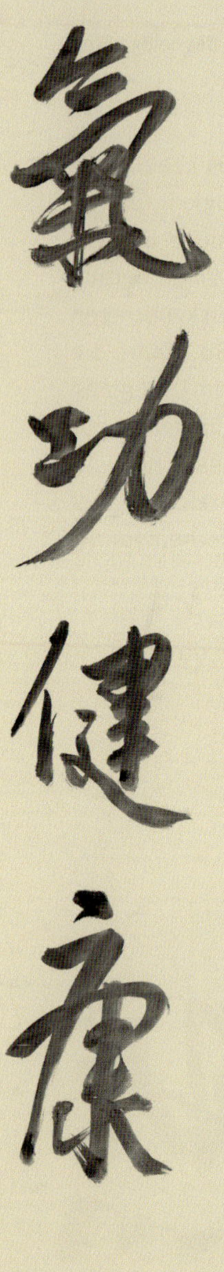

Qi Gong für die Gesundheit

Warum bringt Qi Gong den Menschen Gesundheit? Um diese Frage zu beantworten, muss ich zuerst erklären, woher Krankheit kommt. Wir wissen, dass im Körper von Mensch und Tier ein ständiger Kreislauf herrscht, von Blut und auch von Energie. Beide haben ihre eigenen, speziellen Bahnen. Blut fließt in den Adern und Energie in den Meridianen. In der Natur gibt es auch einen Kreislauf, etwa den des Wassers, das ebenfalls in seinen eigenen Bahnen dahinströmt, zum Beispiel in einem Fluss. »Fließendes Wasser fault nicht« – das ist eine Regel aus der Natur, die auch für uns Menschen gilt. Nur wenn die Energie in den Meridianen im Fluss ist, ist man gesund, sonst nicht!

Die Meridiane durchziehen den Körper wie ein Flussnetz und verbinden alle Organe miteinander. Wenn eines der Organe schwach oder krank ist, stört dies sofort die Durchlässigkeit der entsprechenden Meridiane, sodass die Energie nicht weiterfließen kann. Die Ernährungsbahn ist blockiert, deshalb verliert der Mensch seine Gesundheit. Dieser Stau kann viele Ursachen haben, sowohl innerliche als auch äußerliche. Auch die Behandlungsmethoden sind zahlreich und reichen von schulmedi-

zinischen Maßnahmen bis zu Anwendungen aus der traditionellen chinesischen Medizin.
Die beste Behandlung ist natürlich diejenige, die direkt energetisch wirkt und außerdem schmerzfrei und ohne Nebenwirkungen ist. Das alles bietet Qi Gong! Durch Qi Gong erhältst du neue und frische Lebensenergie. Du öffnest deinen Körper, der Energiestrom fließt von außen hinein, läuft durch sämtliche Meridiane und bringt den inneren Fluss wieder in Bewegung. Ein wunderschönes Gefühl! Man genießt den eigenen Körper, der sich während der Übung direkt mit der Natur verbindet. Alles, was im Universum existiert, alles Schöne, kann man mithilfe von Qi Gong wahrnehmen. Durch Qi Gong wird dein Körper gereinigt und die kranke Energie, die sich über lange Zeit angesammelt hat, wieder hinausgejagt. Das ist eine ganz saubere Behandlung. Der Arzt bist du, nur du bist in der Lage, dich selbst mit Energie zu behandeln. Wenn du Qi Gong erlernst, werden dich die Übungen stärken, du spürst dann die Energie, die durch deinen Körper fließt. Du fühlst dich von Tag zu Tag besser, das unangenehme schwache Gefühl verschwindet, dein Körper bereitet dir keine Schmerzen mehr, sondern Spaß; du kannst ihn genießen. Das Selbstvertrauen kommt zu dir zurück. Aus diesem Grund kann man sagen: Du bist richtig gesund, nicht nur körperlich, sondern auch seelisch!

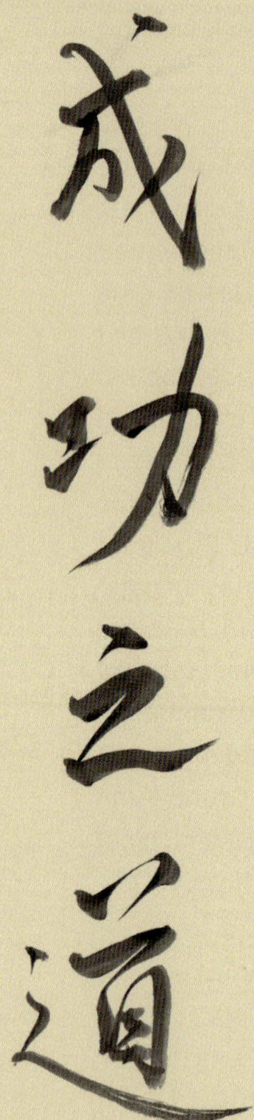

Der richtige Weg

Qi Gong ist eine einfache Übung, die fast jedem gelingen kann, doch muss man den richtigen Weg gehen. Wie kann man diesen finden? Ganz einfach, durch Energie. Ohne ein Energiegefühl gibt es keine Qi-Gong-Übung, egal, was der Lehrer oder sogenannte Meister behauptet.

Eine richtige Qi-Gong-Übung lässt die Teilnehmer schon in der ersten Stunde den Fluss der Energie spüren. Man kann während des Übens ganz genau wahrnehmen, wie sich die Wärme in der Tiefe entwickelt und langsam im ganzen Körper ausbreitet. Man spürt fast so etwas wie elektrischen Strom, sodass man manchmal stark zittern muss. Das chinesische Wort »Qi« ist der spezielle Ausdruck für diesen Zustand. Eine bildliche Übersetzung des Schriftzeichens lautet: »Eine unbeschreibliche Sache liegt über dem Dampf.«

Vor tausend Jahren hatten Menschen während des Übens die lebendige Energie in den inneren Organen gespürt und dafür dieses Wort erfunden; gleichzeitig gibt es ein anderes Wort, das auch »Qi« heißt und ebenfalls »Energie« bedeutet. Die bildliche Übersetzung dieses Schriftzeichens lautet: »Unter der Energie gibt es Reis.« Hierbei handelt es sich um die von außen kommende Energie.

Qi-Gong-Übungen sollen das innere Qi, das schon von Beginn des Lebens an in den Organen ist, durch das von außen kommende Qi verstärken.

Um den richtigen Weg zu finden, ist es manchmal nötig, einen entsprechenden Führer, also einen Lehrer (oder natürlich eine Lehrerin), zu finden. Da Qi Gong dem Aufbau von Energie dient, sollten alle Schüler von der Energie des Lehrers profitieren können; deshalb muss ein Lehrer auf jeden Fall in der Lage sein, Energie weiterzugeben. Manche üben schon lange erfolglos Qi Gong, weil ungeeignete Lehrer oder Meister ihnen den falschen Weg gezeigt haben. In diesem Fall ist es besser, sich ein Selbststudium zuzutrauen. Das Energiegefühl kann dich auf den richtigen Weg bringen. Mein Buch wird dir ebenfalls dabei helfen.

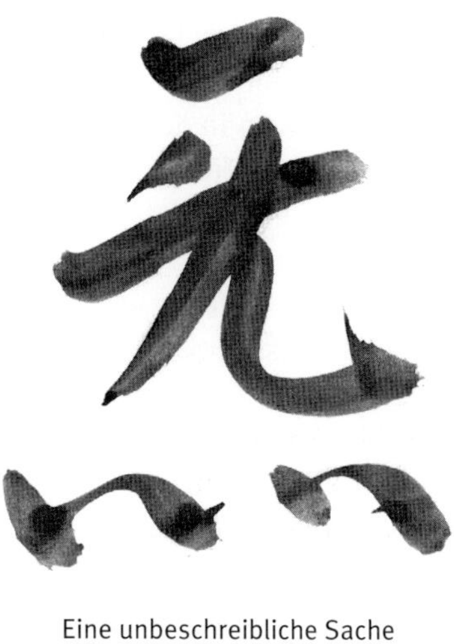

Eine unbeschreibliche Sache liegt über dem Dampf.

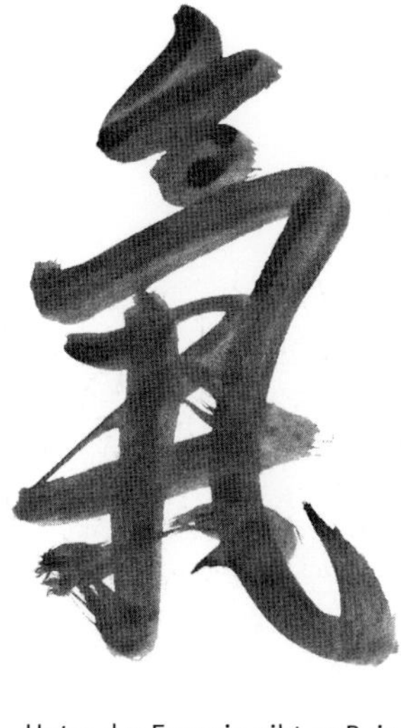

Unter der Energie gibt es Reis.

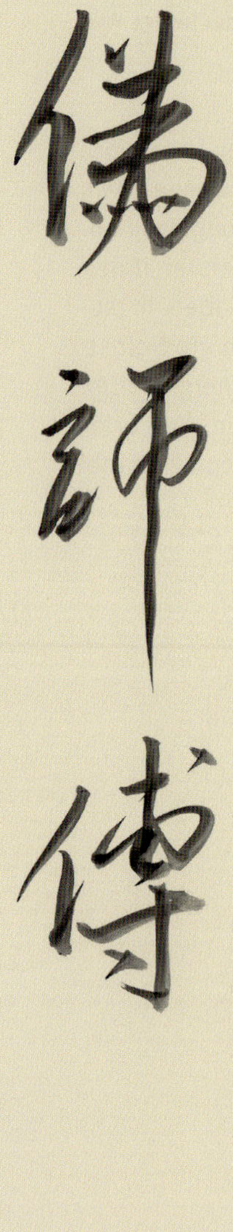

Falsche Meister

Qi-Gong-Kurse zu geben und Qi-Gong-Behandlungen durchzuführen ist auch eine Möglichkeit, Geld zu verdienen, manchmal sogar sehr viel Geld. Leider gibt es auch hier, wie überall, wo man ein Geschäft machen kann, Betrüger. Nicht wenige Menschen, die eigentlich mithilfe von Qi Gong etwas für die eigene Gesundheit tun wollten, mussten zum Schluss feststellen, dass sie für ihre Bezahlung gar nichts bekommen haben, weil sie auf einen Qi-Gong-Betrüger hereingefallen sind.

Möchte man Qi Gong lernen, muss man zuerst wissen, wer tatsächlich in der Lage ist, als Meister oder Arzt zu fungieren. Es ist nicht nötig, dafür ein Dokument von dem Betreffenden zu sehen oder zu wissen, in der wievielten Generation der Betreffende als Qi-Gong-Arzt oder -Meister tätig ist, denn das spielt ohnehin keine Rolle. Beim Qi Gong gibt es eine ganz einfache und genaue Prüfmethode: Lass dir von deinem Qi-Gong-Meister oder -Arzt die Hand zeigen. Wenn du Energie um seine Hand herum spüren kannst, dann ist er ein echter Meister. Diese Energie nennt man »Fang Qi«, was so viel bedeutet wie übertragbare Energie, die man nur durch eine langjährige Übungspraxis erhält. Leider

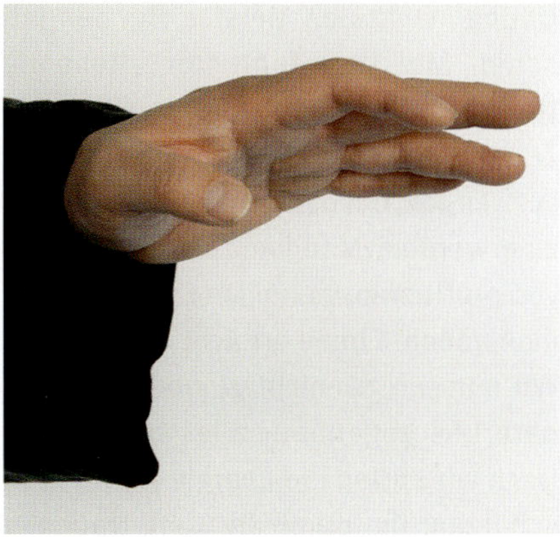

Lass dir von deinem Qi-Gong-Meister oder -Arzt die Hand zeigen.

wissen das viele Menschen nicht, sonst hätten es die Betrüger schwerer.

Es gibt sogenannte Meister, die in Wirklichkeit nur ein oder zwei Jahre lang Qi Gong praktiziert haben und in traditionellen chinesischen Anzügen auftreten, um die Menschen zu täuschen. Sie behaupten, in der authentischen Nachfolge einer Qi-Gong-Methode zu stehen, und beanspruchen für sich, dass nur ihre Methode echt sei, obwohl man keine von ihnen ausgehende Energie spüren kann. Bei einem richtigen Qi-Gong-Meister spürt man hingegen starke Energie, die nicht nur von seiner Hand ausgeht, sondern auch von seinem Foto oder seiner Kalligrafie. Wer sich mit Qi Gong auskennt, merkt schon an der Ausstrahlung dieser Produkte, ob der Erzeuger Energie besitzt oder nicht. Dinge, die zwar schön aussehen, aber keine Energie ausstrahlen, stammen auf keinen Fall von einem richtigen Qi-Gong-Meister.

Interessanterweise finden solche falschen Meister immer wieder Methoden, um ihre »Energiefähigkeit« vorzutäuschen. Beispielsweise reiben sie ihre Hände, bis sie heiß sind, legen sie dann jemandem direkt auf die Haut auf und behaupten, die Wärme sei durch die übertragene Energie entstanden. Doch man spürt diese Wärme nur oberflächlich und sie hat nichts mit Lebensenergie zu tun.

Andere halten ein spezielles Pulver bereit, das sie bei Bedarf auf die Hände

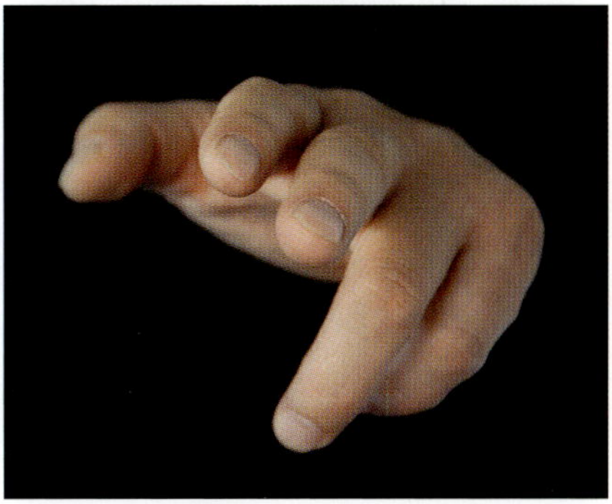

Wer sich mit Qi Gong auskennt, merkt schon an der Ausstrahlung von Fotos, ob der Erzeuger Energie besitzt oder nicht.

streuen und dann mit Wasser übergießen. Durch eine chemische Reaktion verdampft das Wasser und der falsche Meister kann behaupten, seine Energie sei so stark, dass er damit das Wasser auf seinen Händen zum Kochen gebracht habe.

Manche sogenannten Qi-Gong-Meister kennen Qi Gong nicht einmal. Sie benutzen einige Stellungen aus Tanz oder Gymnastik und behaupten, es wären Qi-Gong-Positionen. Ein wenig sportliche Betätigung ist natürlich auch gut für die Gesundheit, aber Qi Gong ist das nicht!

Übung macht den Meister. Bei den falschen Meistern fehlt vor allem die Übung. Warum kann man nicht seine Zeit und Kraft auf die Qi-Gong-Übungen verwenden, um die Fähigkeit tatsächlich zu erwerben? Man kann auch selbst davon profitieren, wenn das Energieniveau eine höhere Ebene erreicht.

Wir müssen gar nicht glauben, was andere uns gegenüber alles behaupten. Doch wir dürfen die Energie nicht unterschätzen, die durch Qi-Gong-Übungen gewonnen wird. Sie ist ein wertvolles Gut, denn auf ihr basiert unser Leben, sie hilft uns und lügt nicht.

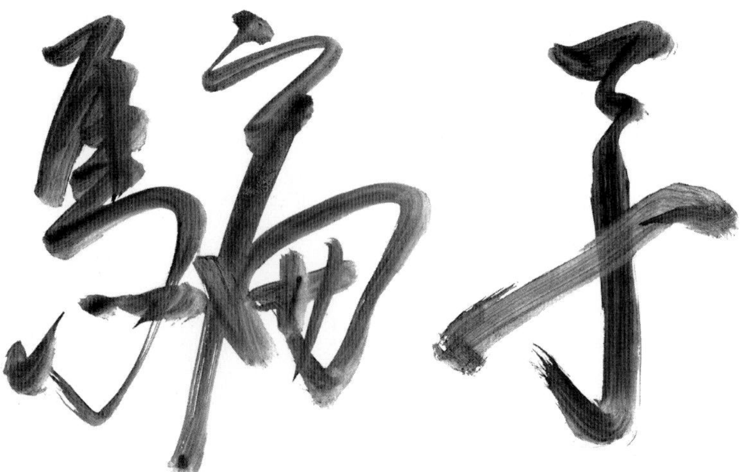

Betrüger

Ein Schwert!

Es gibt viele Arten von Qi-Gong-Übungen. Sie alle dienen jedoch nur einem Zweck: Energie zu gewinnen. Aus diesem Grund kann man leicht herausfinden, welches Qi Gong zu einem passt: eine Methode, die unkompliziert ist und durch die man schnell starke Energie erhält.
Man sollte nicht versuchen, alle ungefähr hundert verschiedenen Arten von Qi Gong auszuprobieren. Das ist unmöglich und auch nicht nötig. Lao Zi schreibt in Kapitel 48 des »Dao De Jing« Folgendes: »Wenn man lernt, erlangt man immer mehr Wissen. Wenn man sich aber mit dem Dao beschäftigt, bleibt von Tag zu Tag weniger von dem, was man früher im Kopf hatte, bis man den Zustand des ›Wu Wei‹ (Nichthandelns) erreicht hat ...« Eine klare philosophische Lehre, die zwar aus dem 5. Jahrhundert vor Christus stammt, uns aber auch heute noch sehr viel beim Üben von Qi Gong und beim Lernen helfen kann. »Mehr« ist nicht gleichbedeutend mit »gut« und »weniger« bedeutet auch nicht »schlecht«! Wenn man sich bemüht, alles zu haben, dann bekommt man nichts, aber wenn man sich nur auf eine Sache konzentriert, bekommt man alles, was diese Sache zu bieten hat. Wir

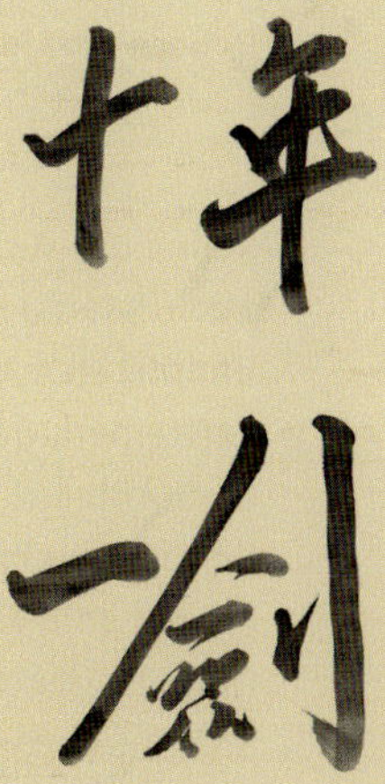

sollen uns nicht nur körperlich, sondern auch seelisch reinigen und die vielen unnötigen Sachen aus unseren Köpfen vertreiben, damit immer weniger davon zurückbleibt!

Ich habe sehr oft Menschen getroffen, die mir gern zeigen wollten, wie viele Qi-Gong-Übungen sie bereits beherrschen. Sie glauben, dass sie ein hohes Niveau erreicht haben, weil sie so viele Qi-Gong-Methoden kennen. Manche glauben auch, dass man durch verschiedene Positionen und Formen von Qi Gong unterschiedliche Energien erhält, oder sogar, dass es spezielle Übungen nur gegen spezielle Krankheiten gibt. Doch leider haben diese Teilnehmer den Sinn von Qi Gong noch nicht verstanden, weil sie lange Zeit nur etwas geübt haben, das einer Gymnastik oder einem Tanz ähnelt. Man soll nicht ständig etwas Neues oder Besseres suchen, sondern lieber bei einer Übung bleiben, bei der man schon Energie gespürt hat. Der Aufbau von Energie dauert lange und entwickelt sich Schritt für Schritt. Wenn man ständig die Methode wechselt, bedeutet das immer wieder eine Störung der Entwicklung und zum Schluss macht das Üben keinen Sinn mehr. Schließlich hat man dann Zeit, Kraft und Geld vergeudet und auch die gesundheitliche Situation verbessert sich nicht.

Die Energie fließt in den Meridianen so wie das Blut in den Adern, die alle Organe miteinander verbinden. Unsere einzige Aufgabe beim Üben ist das Auftanken von Lebensenergie. Wenn diese Energie in unseren Körper gelangt, hilft sie uns beim Gesundwerden oder Gesundbleiben. Das heißt, durch eine einzige Qi-Gong-Position bekommen wir alles, was wir brauchen.

In China gab es einen Schwertschmied, der jedes Jahr sehr viele Schwerter schmiedete, die er aber nur sehr schlecht verkaufen konnte. Das wollte er ändern und fragte einen Weisen um Rat. Dieser riet ihm, es genau umgekehrt zu machen, nämlich weniger Schwerter herzustellen und diese dann gut zu verkaufen. Also beschränkte sich der Schmied zehn Jahre lang auf das Schmieden eines einzigen Schwertes und es gelang ihm, ein sehr gutes Schwert herzustellen. Dieses Schwert war so scharf und so hart, dass man im Kampf damit andere Waffen durchschneiden konnte. Er hatte das beste Schwert des Landes geschmiedet. Zehn Jahre für ein Schwert! Wir sollten es dem Schmied beim Üben von Qi Gong gleichtun. Konzentrieren wir uns also nur auf eine Übung, die uns schon spürbar Energie gebracht hat. Mit diesem Gefühl üben wir immer weiter, bis wir uns energetisch mit der Natur, mit Himmel und Erde fest verbunden haben. Wir sind dann in einem höheren Bereich; die innere Energie verbindet sich harmonisch mit der äußeren. Wir müssen kaum etwas tun – Qi Gong bringt uns einfach weiter. Im Daoismus nennt man das »Wu Wei«.

In diesem Buch zeige ich daher nur drei Hauptübungen, die nach der langjährigen Erfahrung zahlreicher Qi-Gong-Übender empfohlen werden können: je eine im Stehen, im Sitzen und im Liegen. Das ist genug, um zwanzig Jahre, ja sogar ein Leben lang zu üben.

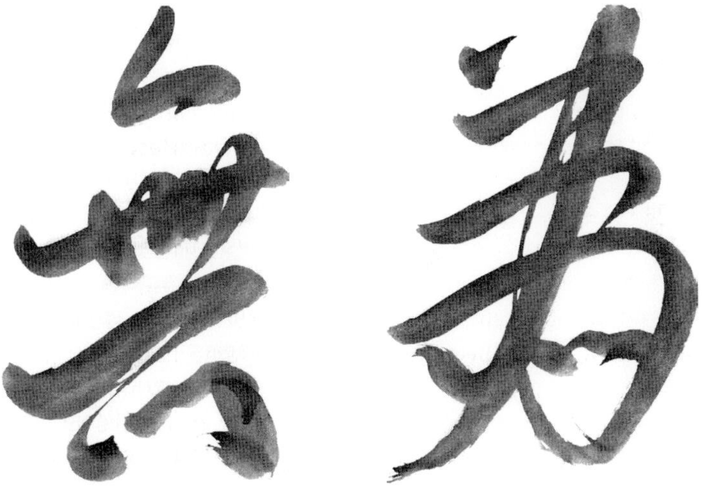

Wu Wei

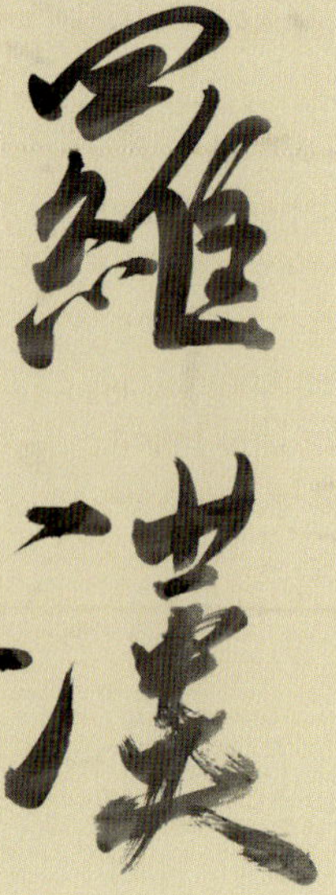

Lohan-Qi-Gong

Man kann die verschiedenen Arten von Qi Gong zwei Systemen mit unterschiedlichen Schwerpunkten zuordnen: dem der Atmung und dem der körperlichen Position. Obwohl beide Übungssysteme das gleiche Ziel verfolgen, nämlich Energie zu erhalten, sind die Methoden doch ganz unterschiedlich.

Beim Atmungs-System muss man sich sehr auf die Ein- und Ausatmung konzentrieren. Während der Einatmung führt man die Energie durch den Yang-Hauptmeridian »Du«, der senkrecht auf der Mitte des Rückens verläuft, von unten nach oben bis zur Zungenspitze, die oben am harten Gaumen anliegt.

Während der Ausatmung löst man zunächst die Zunge, sodass sie locker am Mundboden liegt, und führt die Energie entlang des Yin-Hauptmeridians »Ren«, der auf der Vorderseite des Körpers ebenfalls in der Mitte senkrecht verläuft, langsam nach unten bis zum »Dan Tian«, etwa eineinhalb Zentimeter unterhalb des Nabels.

Man konzentriert sich auf diese Stelle und nach mehrmaligem Ein- und Ausatmen wird das Dan Tian warm, ja sogar heiß. Es dauert ungefähr einen Monat, bis man die erste Phase dieser Übung durchlaufen hat. Anfangs muss man sich

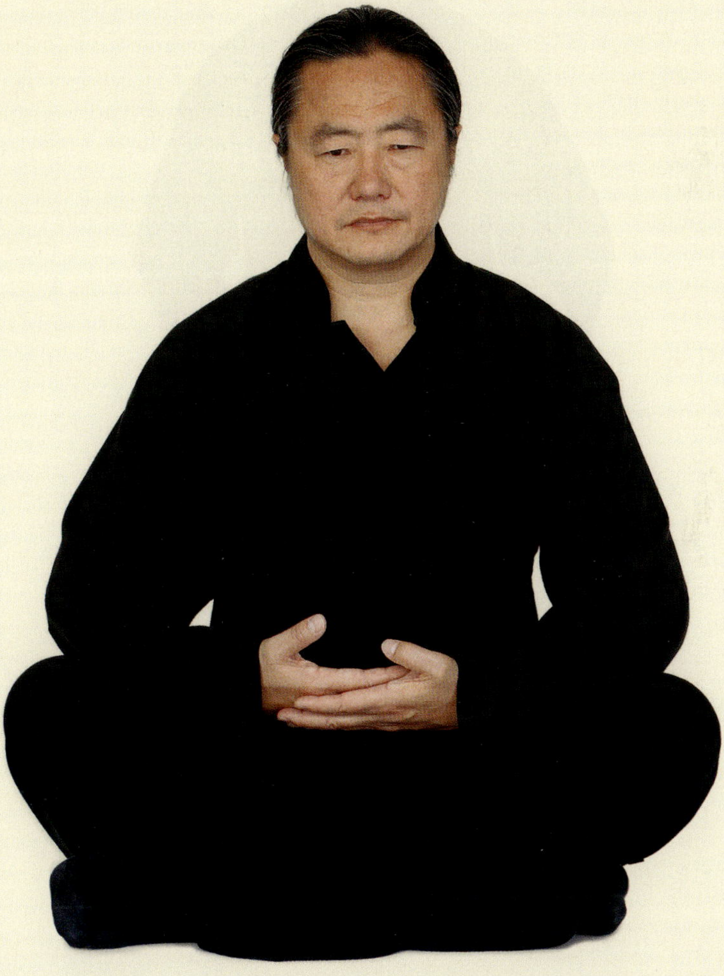

Bei dieser Position steht die Atmung im Vordergrund.

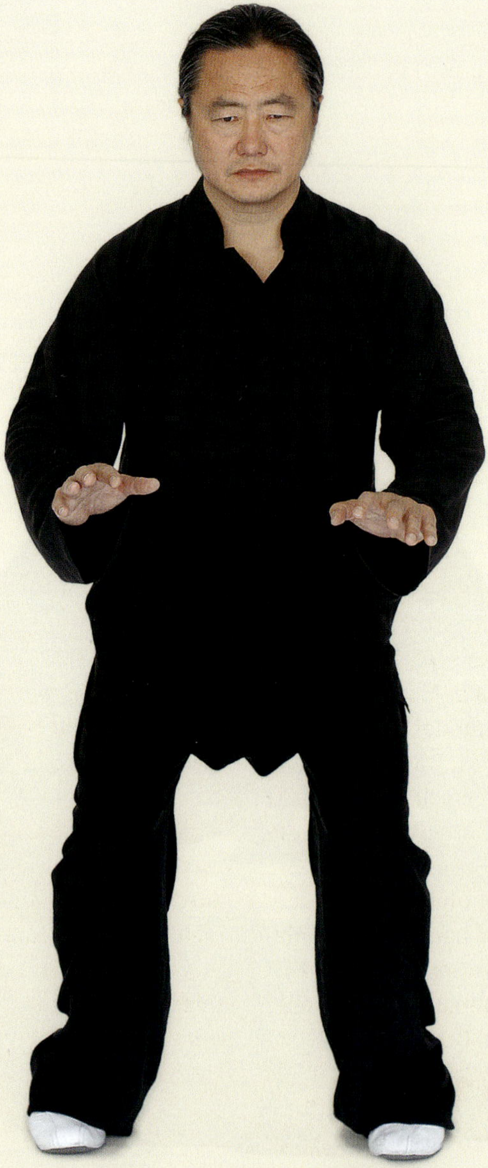

Bei dieser Position steht die Körperhaltung im Vordergrund.

den Fluss der Energie eher vorstellen, nur die Wärme im Dan Tian spürt man tatsächlich.
Beim Körperpositions-System behält man während der Übung die eingenommene Qi-Gong-Position bei. Man spürt normalerweise schon in der ersten Stunde Energie, die von außen kommt. Zuerst hat man auf der Haut ein Gefühl von fließendem Strom, dann in der Tiefe. Nach einem Monat des Übens hat man im ganzen Körper ein Stromgefühl, als würde man in einem Fluss aus Energie schwimmen.
Zwar verstärken beide Systeme die Lebensenergie und wirken sehr positiv auf die Gesundheit, doch jedes hat seine speziellen Eigenschaften. Beim Atmungs-System spielt die Konzentration eine große Rolle. Man muss ruhig sein, am besten nicht denken, nicht sehen und nicht hören. Die Energie, die sich im Dan Tian sammelt und verstärkt wird, kommt beim Atmungs-System in erster Linie von den inneren Organen. Wenn man bei den Übungen ein höheres Niveau erreicht hat, kann man dieses Qi aus dem Dan Tian heraus an eine Stelle im Körper führen, die krank oder verletzt ist. Dieser Ort wird sofort angenehm warm und man fühlt, wie die Behandlung guttut. Auch andere Menschen kann man so behandeln, z. B. führt man die Energie durch die Handflächen heraus und bringt sie in den Körper des anderen Menschen. Doch muss man gut aufpassen, dass man nicht zu viel Energie abgibt, sonst schadet man der eigenen Gesundheit, weil man das Qi verbraucht, das von den eigenen Organen stammt. Beim Körperpositions-System muss man sich nicht sonderlich auf die Übung konzentrieren, man lässt Kopf und Körper frei, sodass die Energie leicht von außen kommen kann.
Die alten Chinesen glaubten, dass die Lebensenergie für Mensch und Tier aus der Nahrung kommt. Das ist richtig. Man sollte jedoch auch wissen, dass unser ganzes Universum voller Energie ist. Qi-Gong-Übungen können diese Energie direkt in unseren Körper bringen und in Lebensenergie umwandeln. Ein Mensch ist nicht absolut isoliert von der Außenwelt. Im Gegenteil, er und die Natur gehören zusammen. Wir müssen uns nur in einer Qi-Gong-Position befinden, dann bemerken wir diese Verbindung sofort. Diese Positionen sind wie Schlüssel, welche die Tür zum Universum öffnen können. Dann läuft der Energiestrom in unseren Meridianen, in unserem Körper, und es beginnt ein neuer Kreislauf, nicht nur in Verbindung mit der inneren Welt, sondern auch mit der äußeren. Das heißt, es kommt frische, gesunde Ener-

gie von außen in den Körper und die verbrauchte, kranke Energie strömt nach außen. Ein großer Kreislauf entsteht zwischen Himmel, Erde und Menschen und das alles passiert ganz ohne weiteres Dazutun. In dieser Situation müssen wir nur in unserer Übungsposition bleiben, mit dem Strom, und nichts tun – wie im »Wu Wei«. Das ist die grenzenlose Energie, die wir immer für die eigene Gesundheit und gegen die Krankheit anderer Menschen nutzen können. Wir müssen uns auch keine Sorgen darüber machen, dass wir zu viel Energie verlieren, sie über unsere Grenzen nutzen, weil es gar keine Grenzen gibt.

Die Übungen des Positions-Systems sind hervorragend, weil sie eine harmonische Verbindung mit dem Universum ermöglichen, weil sie sehr schnell positiv auf die Gesundheit wirken und weil wir sie unkompliziert erlernen können. Aus diesem Grund möchte ich dich Schritt für Schritt an diese Übungen heranführen, damit auch du von ihnen profitieren kannst.

Diese Form nennt sich »Lohan-Qi-Gong«, manche Leute bezeichnen es auch einfach als »Hong-Li-Qi-Gong«. Hong Li ist mein Vorname, es ist ein buddhistischer Name. »Hong« bedeutet »grenzenlos groß«, »Li« heißt »Kraft«. Aber das ist nur ein Name, der keine Rolle spielt! Für uns ist wichtig, wie wir durch die richtige Übung die Fertigkeit des Qi Gong erlernen.

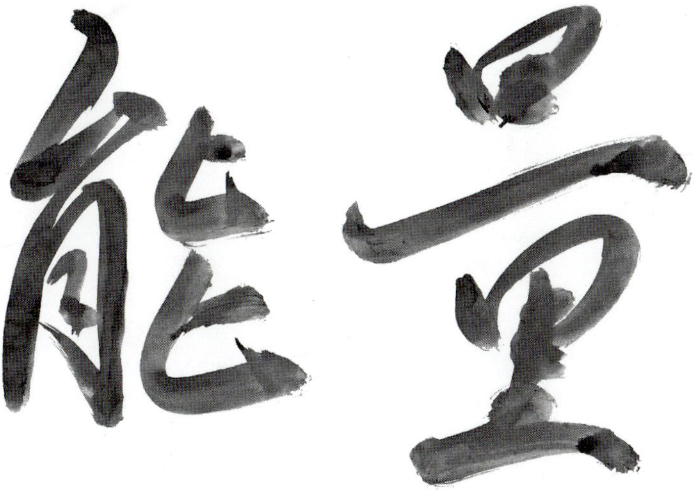

Energie

實際

Praktische Hinweise

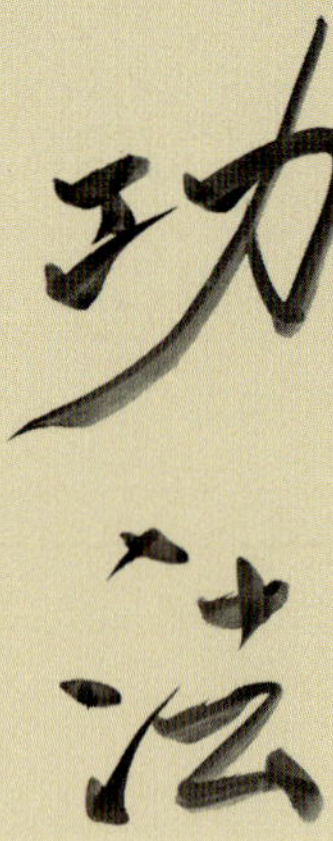

Drei verschiedene Übungsarten

In diesem Buch stelle ich Qi-Gong-Übungen im Stehen, im Sitzen und im Liegen vor. Wir dürfen alle drei Arten üben oder uns für eine entscheiden. Ich schlage vor, im Normalfall die Übungen im Stehen zu nehmen, denn dabei kann man viel mehr Energie erhalten als bei den Übungen im Sitzen und im Liegen, obwohl diese viel bequemer durchzuführen sind als das »Pferd«.

Die Übungen im Stehen spielen eine große Rolle beim körperlichen Aufbau. Fühlt man sich jedoch schwach oder ist ernsthaft krank, sollte man mit den Übungen im Liegen beginnen. Wenn sich die gesundheitliche Situation verbessert hat, kann man nach einiger Zeit zu den Übungen im Sitzen übergehen und dann zu den Übungen im Stehen. Denn durch die Übungen im Liegen erhält man bereits Kraft und Lebensenergie; man ist dann nicht mehr so schwach und kann sich erlauben, zu den anspruchsvolleren Varianten überzugehen.

Die Stehübungen absolviert man, bis man ganz gesund ist und auch noch danach, denn die Qi-Gong-Übungen lösen nicht nur gesundheitliche Probleme, sondern helfen dabei, ihnen vorzubeugen.

時間

Der beste Zeitpunkt

Zu welcher Tageszeit soll man am besten Qi Gong üben, werde ich oft gefragt. Im Grunde ist es egal, wann man übt, es gibt keinen speziellen Zeitpunkt für das Üben von Qi Gong. Man kann selbst die passende Zeit bestimmen, morgens oder auch abends. Jeder Mensch hat eine eigene innere Uhr. Durch Ausprobieren kann man leicht die Übungszeit herausfinden, die am besten zu einem passt.

Bei jedem Lebewesen kreist die Energie schon von selbst im Körper. Durch Essen, Trinken und Atmen bekommt man zusätzlich Lebensenergie, die man aber auch wieder verliert. Ein Arbeitsleben unter Stress kostet manchmal sehr viel Energie. Auch für die Abwehr von Krankheit oder schlechten Einflüssen aus der Umgebung braucht man viel Energie.

Geben und Nehmen spielen immer eine große Rolle in unserem Leben, doch laufen diese Prozesse unbewusst ab. Kann man sie kontrollieren, kann man Geben und Nehmen mit dem Bewusstsein steuern? Die Antwort lautet: ganz sicher, nämlich durch das Üben von Qi Gong! Wenn diese Übung zu unserem Alltag gehört, verläuft das Nehmen und Geben von Energie nach unserem Wunsch und unser Schicksal liegt in unserer Hand.

Wir können selbst entscheiden, wann und wo wir frische Lebensenergie auftanken und die verbrauchte Energie hinausjagen.
Jeder hat Zeiten, in denen er sich schwach fühlt, leer, kraftlos, hoffnungslos oder nervös. Macht man dann eine Qi-Gong-Übung, kann sich die Stimmungslage gleich positiv verändern.
Manchmal sind wir niedergeschlagen, fühlen uns innerlich nicht wohl, sind sehr unruhig und überall im Körper gibt es Blockaden. Das bedeutet, in unserem Körper hat sich kranke, verbrauchte Energie angesammelt. Wenn wir dann Qi Gong üben, können wir die kranke Energie aus dem Körper entlassen, sodass wir aus dieser unangenehmen Situation befreit werden.
Natürlich sind nicht alle Menschen körperlich gleich und durch die gleichen Übungen erzielt nicht jeder den gleichen Erfolg. Aber es ist ein Weg, der für jeden geeignet ist. Dieser Weg führt uns zur Gesundheit und beginnt genau vor unseren Füßen.

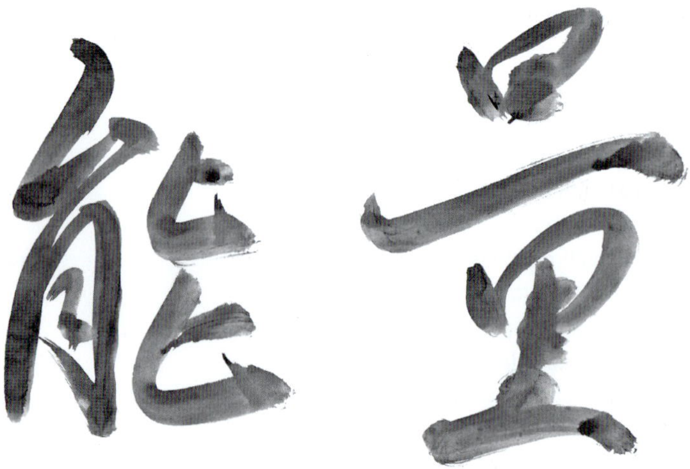

Energie

Das Üben in Räumen und im Freien

Wir können Qi Gong überall üben, zu Hause, im Büro, im Auto oder draußen im Grünen, im Garten oder Wald. Doch auf eines müssen wir achten: den Wind! Der Wind ist ein unsichtbarer Strom der Natur. Ein Strom voller Energie, der uns sowohl Gutes als auch Schlechtes bringen kann. Nur wenn wir während des Übens richtig mit dem Wind umgehen, profitieren wir von seiner Kraft. Verhalten wir uns falsch, kann er uns sogar schaden.

»Einen leichten Wind soll man mit offenen Armen begrüßen.« Diese Redewendung ist nicht nur romantisch gemeint, sondern durchaus wörtlich zu nehmen. Nach der chinesischen Theorie von Yin und Yang gehört der Wind zum Yin und somit zur Vorderseite des Körpers, die ebenfalls zu Yin gehört. Der Rücken gehört zu Yang.

Wenn der Mensch sich mit der Natur messen will, zieht er immer den Kürzeren. Deshalb sollte man sich beim Üben im Freien besser nicht längere Zeit mit dem Rücken gegen den Wind stellen oder setzen, denn unser Yang-Rücken ist nicht in der Lage, lange gegen starken Yin-Wind zu kämpfen. Es würde uns krank machen. Doch die Vorderseite

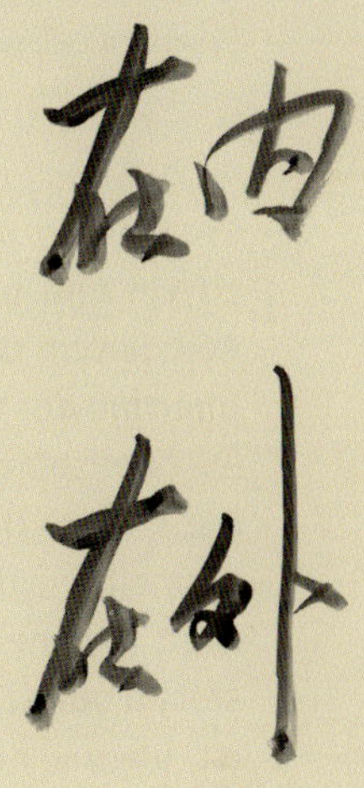

unseres Körpers gehört wie der Wind zu Yin und harmonisiert gut mit ihm. Aus diesem Grund sollten wir uns beim Üben mit der Vorderseite zum Wind stellen oder setzen.

Auch beim Üben im Raum sollte man vermeiden, längere Zeit mit dem Rücken zu einem geöffneten Fenster zu stehen oder zu sitzen. Wenn es möglich ist, üben wir Qi Gong außerdem lieber in einer Gruppe. Dort spüren wir auch deutlich mehr Energie als allein, denn in der Gruppe wird ein starker Energiekreis aufgebaut.

Qi Gong ist eine Energieübung. Unsere ganze Welt, ja sogar das Universum existiert nur durch Energie. Aus diesem Grund können wir eine Qi-Gong-Übung überall machen, sofern wir sie mit dem Strom und nicht dagegen machen.

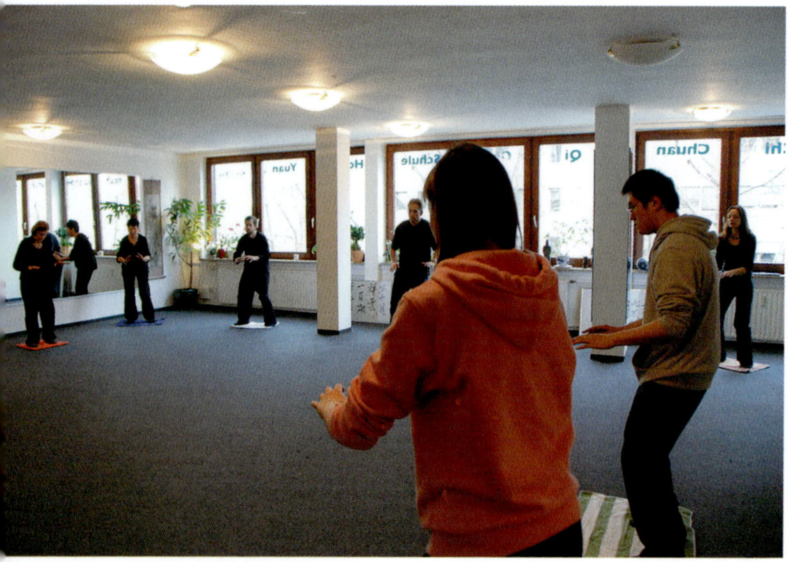

Qi Gong im Raum und in der Gruppe zu üben, ist sehr effektiv, da sich ein großer gemeinsamer Energiekreislauf bildet.

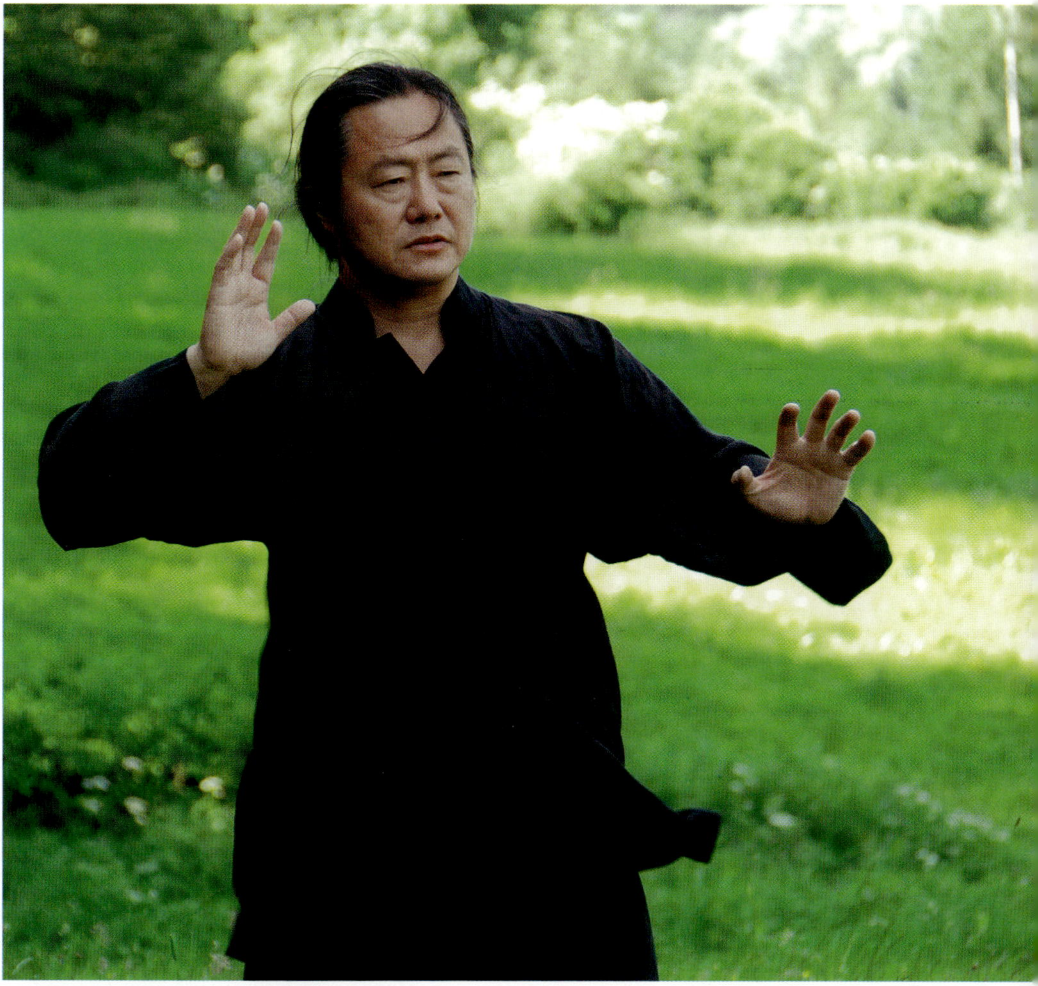

Im Freien kann man den Körper direkt von verbrauchter Körperenergie reinigen und schnell frische Energie auftanken. Voraussetzung: Man sollte schon mindestens zwölf Monate lang Qi-Gong-Übungen wie das »Pferd« praktiziert haben.

植物

Der Einfluss von Pflanzen

Zwischen Menschen und Pflanzen besteht eine unauflösbare Verbindung. Menschen und Tiere erhalten durch die Pflanzen Nahrung, Sauerstoff und Energie. Wie schon mehrmals erwähnt, kann unsere Welt nur durch Energie existieren. Doch es gibt verschiedene Arten von Energie. Wir Menschen können nicht nur die Lebensenergie gut gebrauchen, die in unserem Körper vorhanden ist, sondern auch die, die in lebenden Pflanzen kreist. Tatsächlich gibt es überall auf der Welt Energie, doch nur bei lebenden Wesen, so auch grünen Pflanzen, kann man davon profitieren.

Qi-Gong-Übende machen oft die Erfahrung, dass das Üben im Wald oder in der Nähe von Pflanzen ihnen ein wunderschönes Gefühl vermittelt. Man spürt keine Grenzen mehr zwischen der inneren und der äußeren Welt, sie verbinden sich miteinander. In dieser Situation haben sich die Energien von Mensch und Pflanzen vereinigt.

Manchmal wirken Pflanzen auch reinigend auf uns. Das heißt, sie nehmen kranke und verbrauchte Energie von uns fort und führen uns dann frische und gesunde Energie zu, so wie sie auch Kohlendioxid aufnehmen, Sauerstoff produzieren und uns zur Verfügung stellen.

Wie bei allen Dingen, so gibt es auch bei Pflanzen der gleichen Art einen Unterschied zwischen Yin und Yang. Beispielsweise gibt es eine weibliche Rose, Yin, und eine männliche Rose, Yang. Vergleicht man aber eine Rose mit einer Orchidee, so gehört die Rose zu Yang und die Orchidee zu Yin.

Menschen fühlen sich sehr zu Rosen hingezogen, wenn sie gerade verliebt sind. Die heiße Feuerenergie des Yang macht glücklich und fantasievoll.
Doch wenn man viel Stress hat und unruhig ist, umgibt man sich lieber mit einer Orchidee. Die weiche Yinenergie dieser Blume tut uns dann gut.

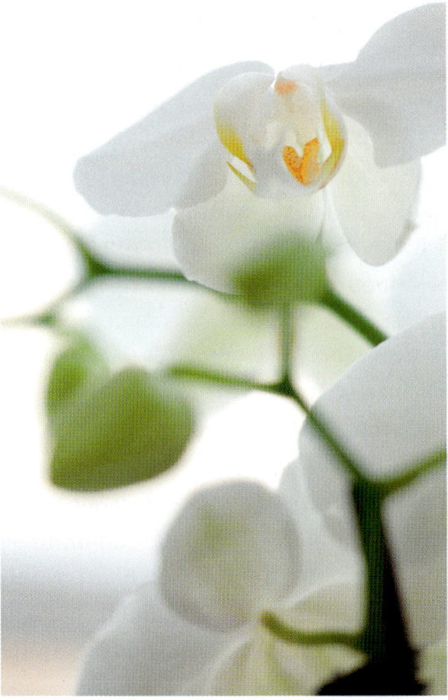

Die Orchidee gehört zu Yin.

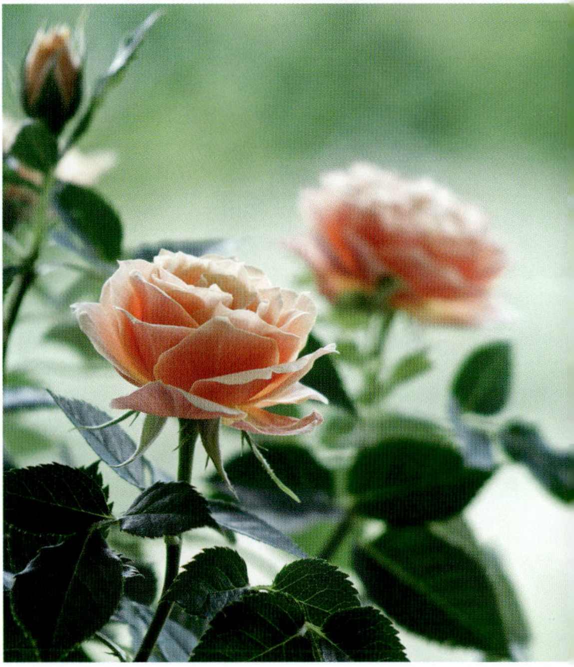

Die Rose gehört zu Yang.

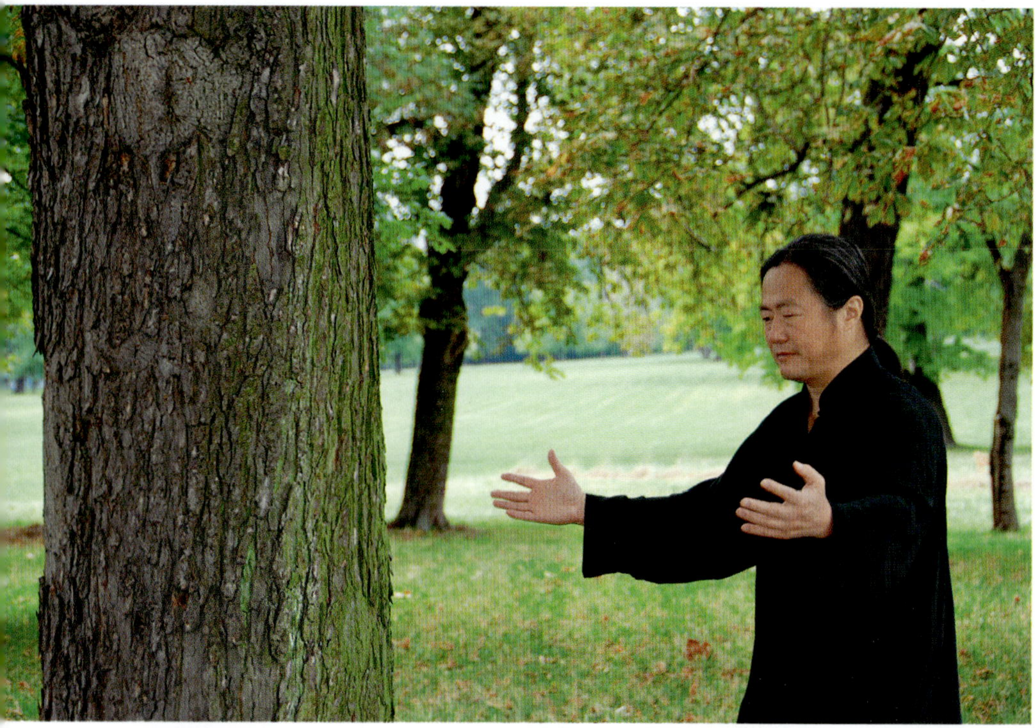

Gleiches findet man auch bei den Bäumen. Wenn wir in der Nähe von Platanen Qi Gong üben, empfinden wir die Energie, die wir erhalten, als kühl, in der Nähe von Kiefern fühlt sie sich warm an. Dies liegt daran, dass die Platane zu Yin und die Kiefer zu Yang gehört. Doch egal, ob die Energie nun Yin oder Yang ist, von beiden können wir profitieren. Nur sollten wir genau wissen, wann, wo, wie und in welcher Situation man besser in der Nähe der einen oder der anderen Pflanze übt.

Natürlich sind nicht alle Pflanzen gut geeignet für unsere Qi-Gong-Übungen, manche sind sogar schädlich für unsere Gesundheit. Wir merken dann, dass wir uns nach der Übung nicht wohlfühlen. Die Lösung heißt dann: einfach weggehen und an einer anderen Stelle weiterüben.

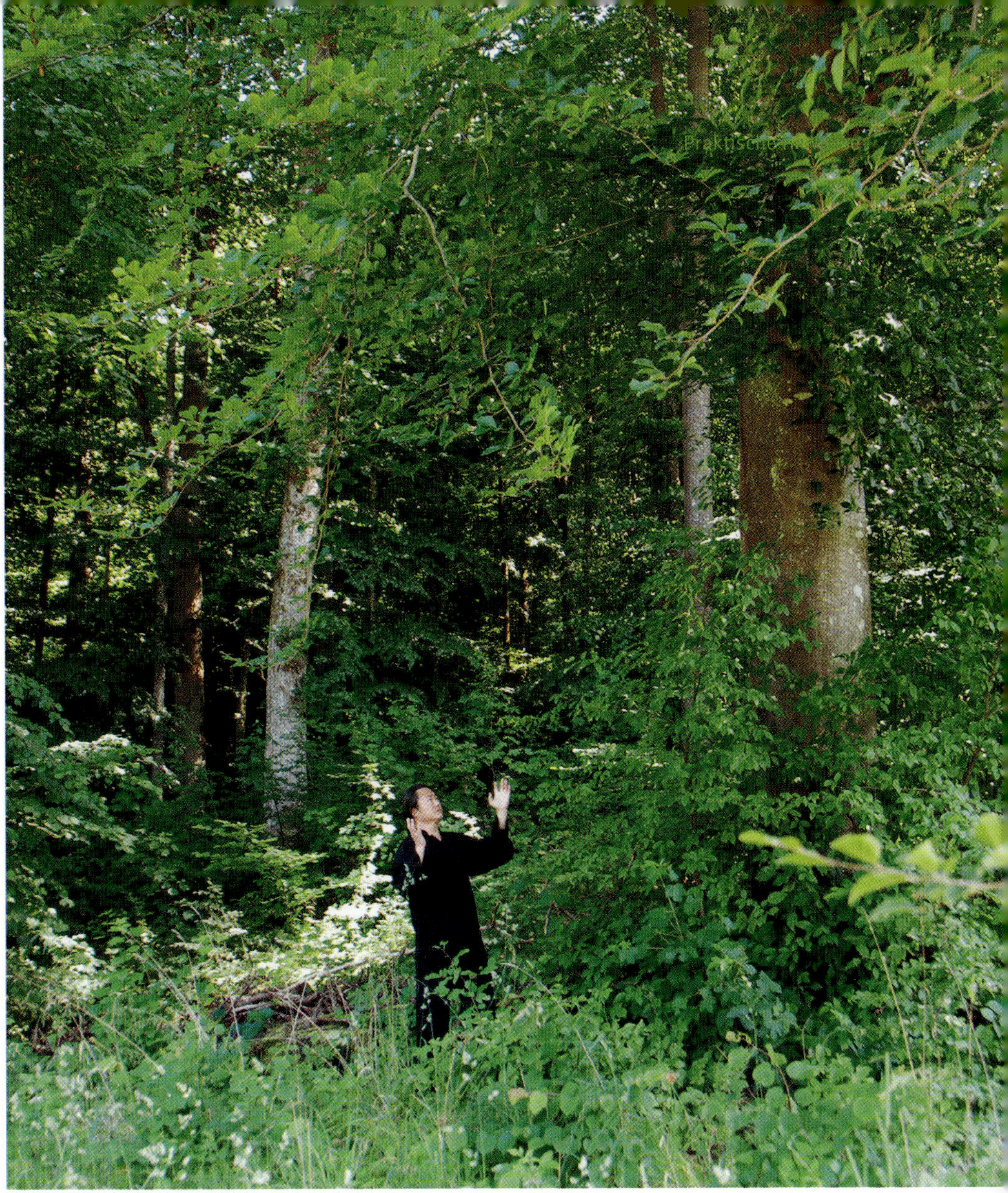

Das Üben im Wald und in der Nähe von Bäumen: Körper locker, Handflächen nach oben. Voraussetzung: Man sollte schon mindestens drei Monate lang Qi Gong, z. B. das »Pferd«, praktiziert haben.

話椿

Das Üben im Stehen

預備式

Die Vorbereitung

Die Grundstellung

Zu Beginn der Qi-Gong-Übungen im Stehen nehmen wir die Grundstellung ein:

- Der Körper ist in einer lockeren Haltung, die Füße stehen mit schulterbreitem Abstand parallel. Die Knie sind locker und leicht gebeugt, sie werden nicht durchgedrückt.
- Wir schauen geradeaus, die Augen werden auf natürliche Weise offen gehalten, weder aufgerissen noch zusammengekniffen oder geschlossen.
- Die Arme sinken bei lockerer Schulterhaltung nach unten, die Mittelfinger beider Hände liegen jeweils leicht an der Seite der Beine an.
- Wir atmen ruhig und entspannt durch die Nase ein und aus.
- Den Kopf machen wir frei. Eine besondere Konzentration ist nicht nötig, weil wir uns durch die nachfolgenden Übungen automatisch konzentrieren werden. Wenn wir einfach nur so stehen, gelangen wir in einen Zustand, in dem unser Geist sich der Außenwelt öffnet und gleichzeitig bereit ist zu einer Verbindung mit dem Inneren.

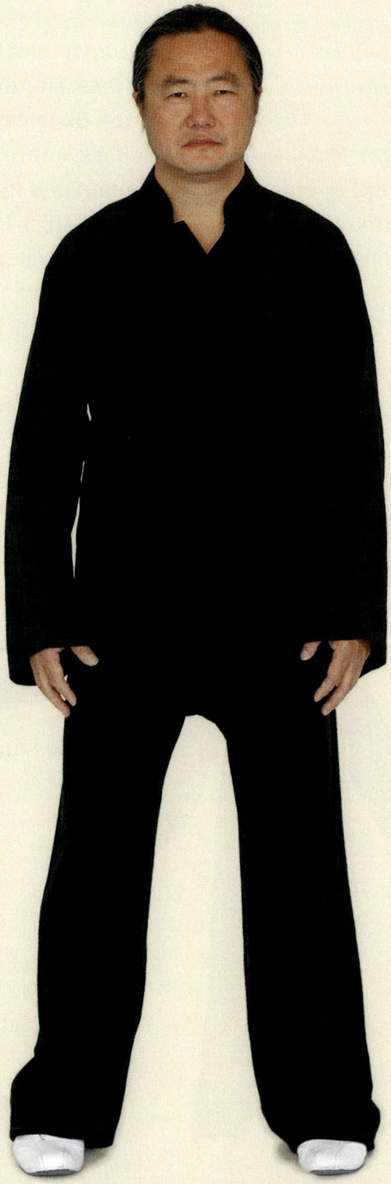

Die Grundstellung

Einstimmen: Dreimal ein- und ausatmen

Die Übung des dreimaligen Ein- und Ausatmens bringt uns direkt in einen Zustand, in dem Körper und Geist bereit sind, Energie aufzunehmen.

- Wir beginnen in der Grundstellung.
- Zuerst atmen wir langsam durch die Nase ein, die Zunge liegt am oberen Gaumenrand an. Wir richten den Blick während des Einatmens nach oben und führen gleichzeitig die Arme seitlich in einem großen Kreis bis über den Kopf. Die Einatmung ist beendet, wenn die Arme den höchsten Punkt erreicht haben.

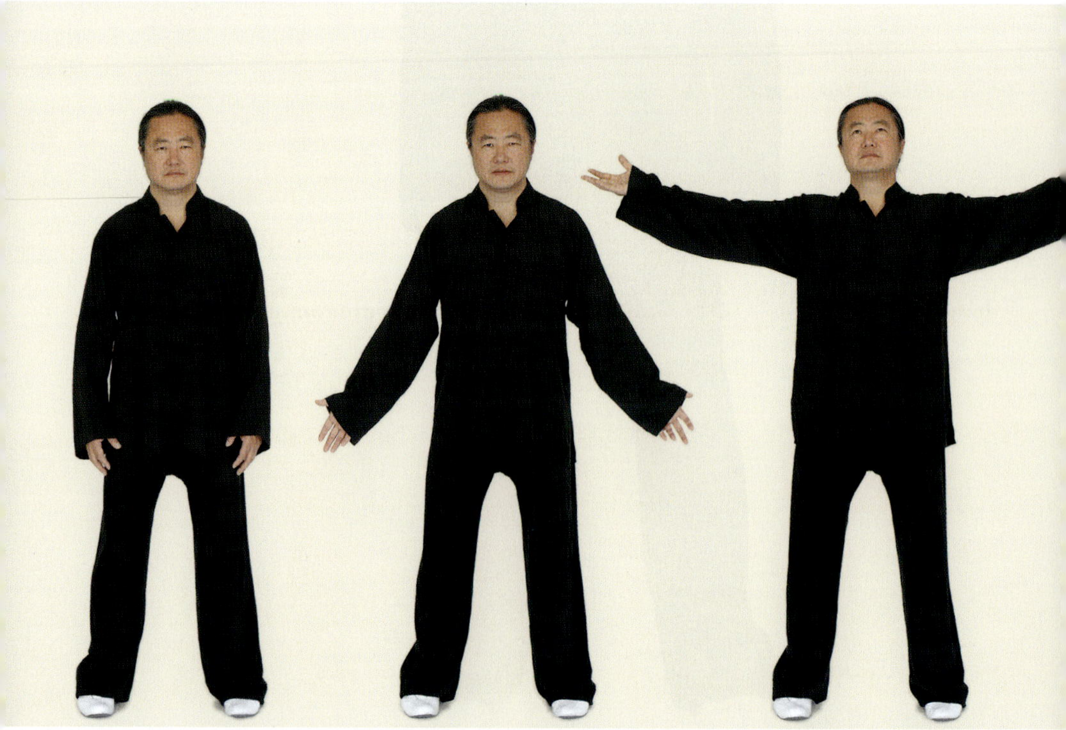

- Nun erfolgt die Ausatmung durch den Mund, wobei wir gleichzeitig die Arme vor dem Körper nach unten senken. Der Blick folgt der Bewegung der Arme und senkt sich ebenfalls nach unten, die Zunge legen wir jetzt an den unteren Gaumenrand an. Wir führen die innere Energie nach unten bis zu den Füßen. Dies ist keine Übung aus dem Atmungs-System, sondern aus dem Positions-System, deshalb soll die Energie nicht im Dan Tian gesammelt werden. Wir dürfen sie einfach bis ganz nach unten führen.
- Anschließend atmen wir ein zweites und drittes Mal auf die gleiche Weise ein und aus.

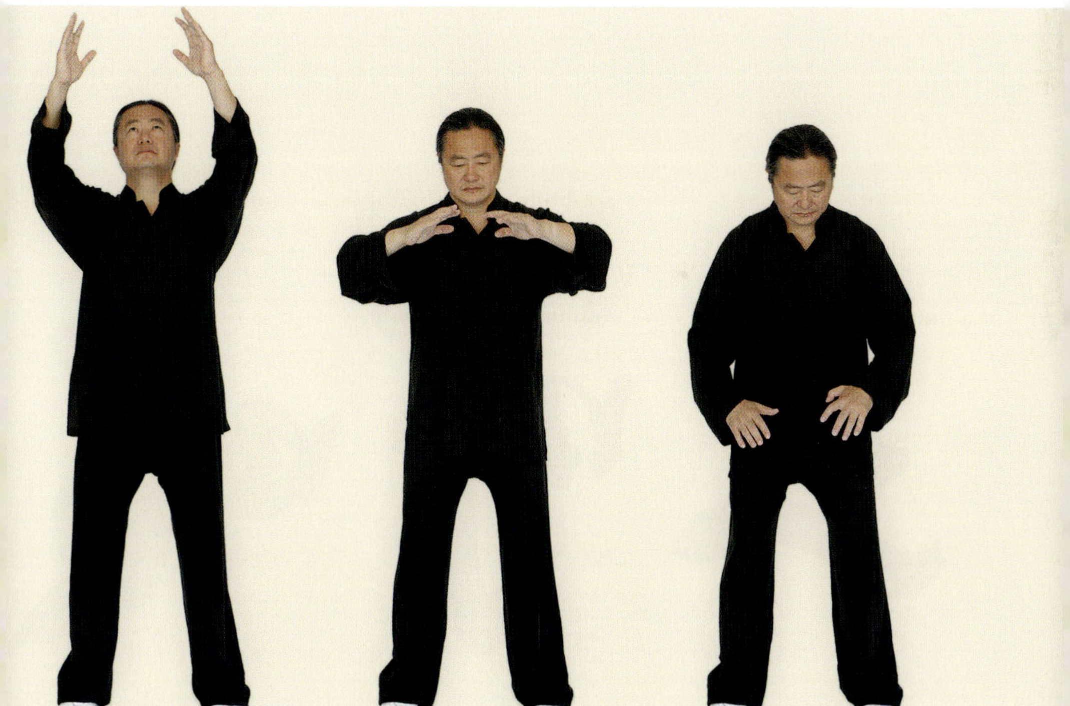

Nach dem dreimaligen Ein- und Ausatmen sind unser Körper und unser Kopf bereit, sich mit der Außenwelt zu verbinden. Wir fühlen uns wohl, weil die Lebensenergie, die bereits in unserem Körper vorhanden ist, harmonisiert wird und den ganzen Körper befreit.

Durch das Anlegen der Zunge an den oberen und unteren Gaumenrand verbinden sich die beiden Hauptmeridiane Du und Ren miteinander. Das bedeutet eine innerliche Verbindung von Yin- und Yangenergie. Die Zunge dient hierbei als innere Energiebrücke. Eine solche Brücke zur Außenwelt ist nicht mehr nötig, denn unsere Körper werden durch das dreimalige Ein- und Ausatmen bereits geöffnet. Nun dürfen wir zur nächsten Phase übergehen, der Energieaufnahme.

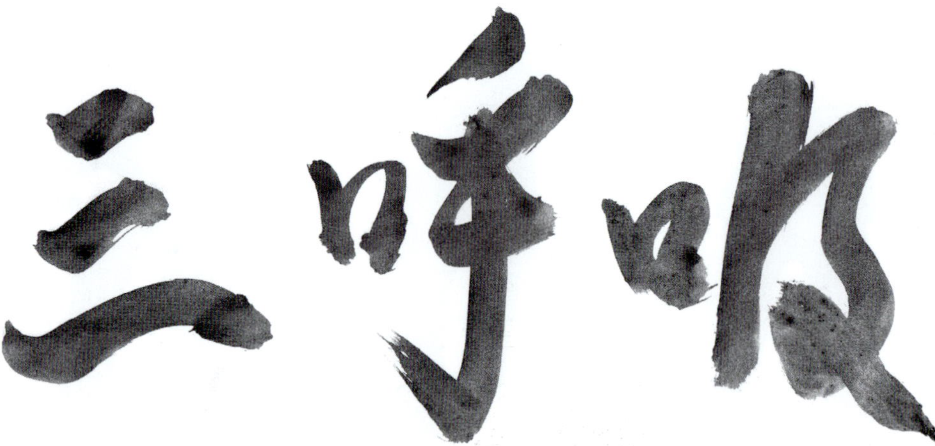

Dreimal ein- und ausatmen

Die Vorübungen

Es gibt viele Qi-Gong-Übungen, die man als Vorübungen einsetzen kann. Man bewegt sich hierbei langsam und sanft, manchmal auch kräftig und mit spezieller Atemtechnik. Die Vorübungen dienen sozusagen dem Aufwärmen für die Hauptübung. Zwar erlangt man durch die Vorübungen ebenfalls Energie, doch viel weniger als durch die Hauptübung. Aus diesem Grund glauben mache Qi-Gong-Schüler, dass man sich die Vorübungen einfach sparen könnte. Doch wir dürfen ihren Wert nicht unterschätzen. Man sollte wissen, dass die richtigen Vorübungen nicht nur dazu dienen, Energie zu erhalten, sondern dass sie auch den Charaktereigenschaften zugutekommen. Die Vorübungen, die ich in diesem Buch vorstellen werde, können dazu beitragen, dich für die Qi-Gong-Hauptübung in eine passende Laune zu versetzen, was bedeutet, dass du ruhig und gelassen wirst. Ohne diesen Effekt hätten wir keinen Erfolg bei den Energieübungen und der Energiearbeit.
Alle Menschen haben unterschiedliche Charaktere; deswegen gibt es unterschiedliche Typen von Menschen. Charakterliches Verhalten wird auch durch das Zusammentreffen von Innerem und Äußerem bestimmt, durch die Verbin-

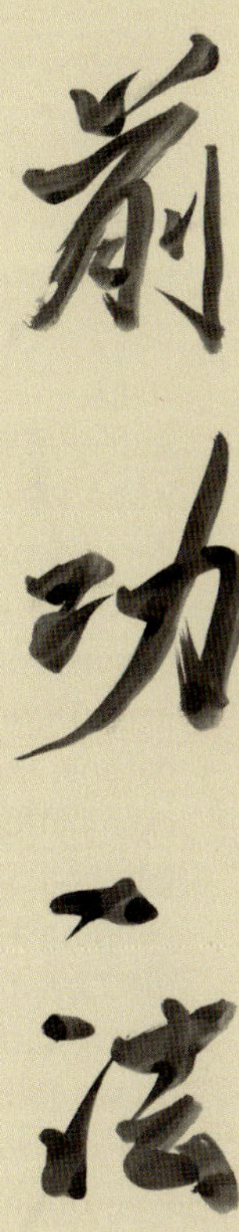

dung von Yin und Yang. Das ist nicht nur bei den Menschen so, sondern auch bei den Tieren, wie die folgende Geschichte zeigt:
Auf den Wiesen der Mongolei leben wilde Pferde. Vor einigen Jahren wurden jeden Sommer einige Pferde durch Mückenstiche getötet, immer waren es besonders gesunde und starke männliche Tiere. Die Wissenschaftler waren darüber sehr verwundert, denn die Mücken hatten keine Krankheiten übertragen und auch nur winzige Blutmengen von den Tieren gesaugt. Nachdem sie die Tiere über lange Zeit hinweg beobachtet hatten, fanden sie den Grund für dieses Phänomen: Alle Tiere, die durch Mückenstiche gestorben waren, hatten einen unnachgiebigen Charakter. Der kleinste Angriff von außen führte bei ihnen dazu, dass sie vollkommen außer sich gerieten und so lange mit geballter Kraft auf der Koppel herumrasten und Sprünge vollführten, bis sie starben. Das heißt, dass sie in Wirklichkeit nicht durch die Mückenstiche, sondern aufgrund ihrer eigenen Charaktereigenschaften zu Tode kamen.
Manche Menschen haben das gleiche Problem. Sobald sie sich ein wenig krank fühlen, suchen sie überall nach einer Behandlungsmethode und nehmen alle möglichen Medikamente ein. Niemals jedoch kommen sie auf die Idee, dass sie in Ruhe und aus eigener Kraft eine Lösung finden könnten. Solche Menschen sterben häufig früher und schneller als andere, wenn sie an einer schweren Krankheit leiden. Zum Schluss sterben sie nicht an der Krankheit selbst, sondern aufgrund der vielen Behandlungen, denen man sie unterzogen hat. So hat ihr Tod auch direkt etwas mit ihren Charaktereigenschaften zu tun. In dieser Hinsicht ist es bei den Menschen wie bei den Tieren, jeder hat seinen eigenen Lebensstil, seine eigene Mentalität und seinen eigenen Charakter, der schwer zu verändern ist. Unser Charakter bestimmt unser Schicksal, doch wie ein chinesisches Sprichwort besagt: »Ein Berg kann umziehen, aber die Charaktereigenschaft eines Menschen lässt sich nur schwer verändern.« Leider wusste der Erschaffer dieses Sprichwortes nicht, dass es Übungen gibt, die eine solche Veränderung bewirken können, nämlich unsere Qi-Gong-Vorübungen.

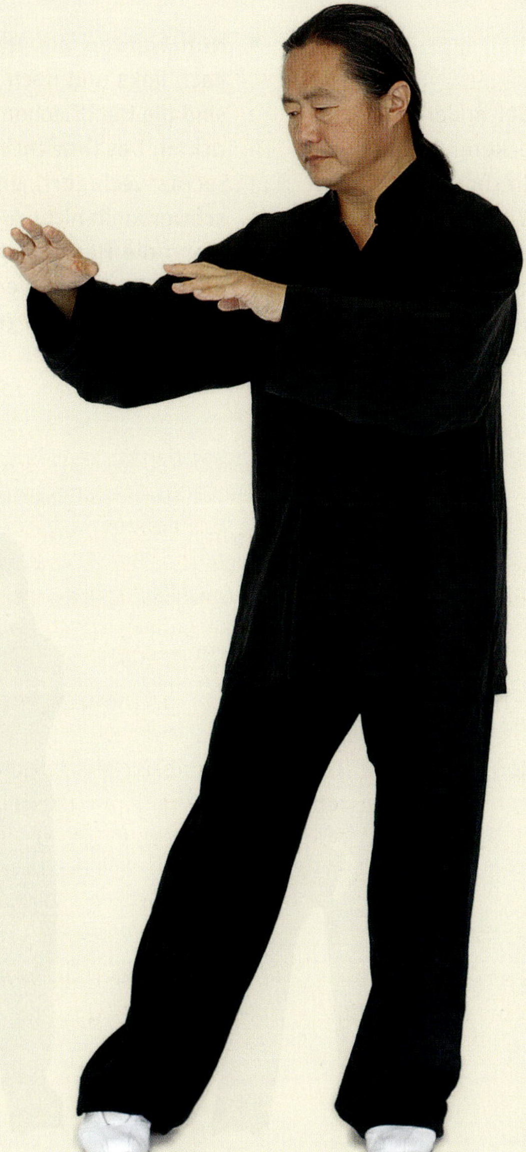

Wasserspielen

Wasserspielen

- Wir stehen wieder in der Grundstellung: in einer lockeren Haltung, die Füße sind schulterbreit und parallel ausgerichtet. Wir atmen, wie während der ganzen Übungen, entspannt und ruhig durch die Nase. Die Arme hängen locker neben dem Körper.
- Nun werden die Hände langsam nach links und hoch geführt. Dabei sind die Handflächen nach oben gerichtet. Das Gewicht wird leicht nach rechts verlagert, um den Körperschwerpunkt nicht zu verändern.
- Wenn die Hände auf Schulterhöhe angehoben sind, werden die Handflächen nach unten gedreht.

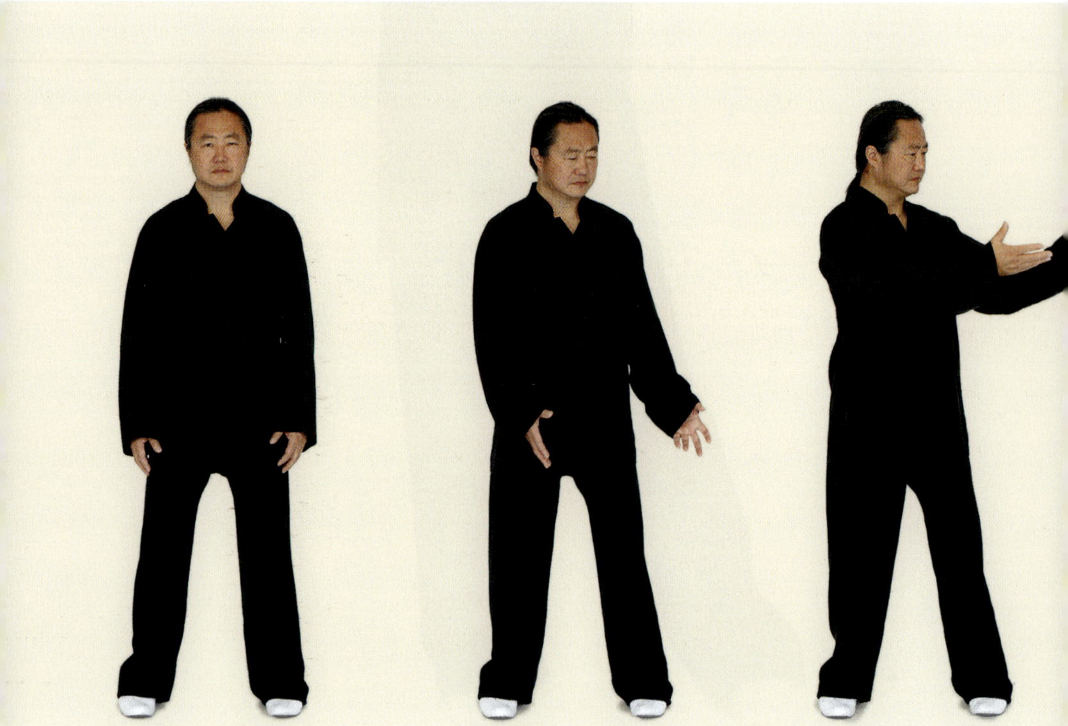

- Nun werden die Hände in Schulterhöhe vor dem Körper nach rechts geführt, wo sie mit weiterhin nach unten gerichteten Handflächen abgesenkt werden. Der Körper wird dabei von rechts über die Neutralposition (Mitte) nach links verlagert, um beim Erreichen des tiefsten Punktes der Hände wieder in die Neutralposition zu wandern.
- Diese Übung machen wir im Ganzen etwa drei bis zehn Minuten lang, bevor wir mit der nächsten beginnen. Alle Bewegungen werden ruhig, natürlich und langsam ausgeführt, bildhaft ausgedrückt: so wie ein Fluss fließt oder die Wolken ziehen. Die Augen sind während der gesamten Vorbereitungsübungen auf die Hände gerichtet.

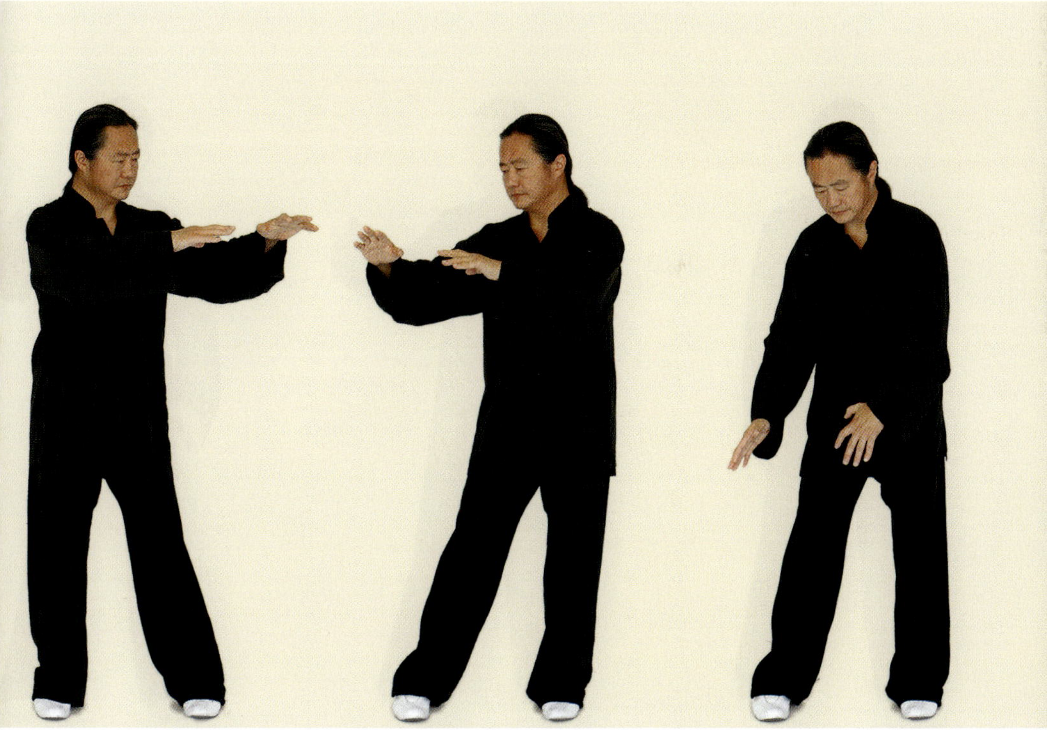

Lao Qi

»Lao Qi« heißt »Energie aufnehmen«.

- Wir stehen wieder in der Grundstellung: in einer lockeren Haltung, die Füße sind schulterbreit und parallel ausgerichtet. Wir atmen entspannt und ruhig durch die Nase. Die Arme hängen locker neben dem Körper.
- Zuerst wird die linke Hand langsam seitlich hinter den Körper geführt, dann wird sie gleichzeitig vom Körper weg nach oben geleitet.
- Wenn die Hand etwa auf Schulterhöhe angekommen ist, wird sie seitlich wieder nach vorne geführt, dabei wird der Abstand, den der leicht gebeugte Arm zum Körper hat, beibehalten. Der Blick ist dabei auf die Hand gerichtet.

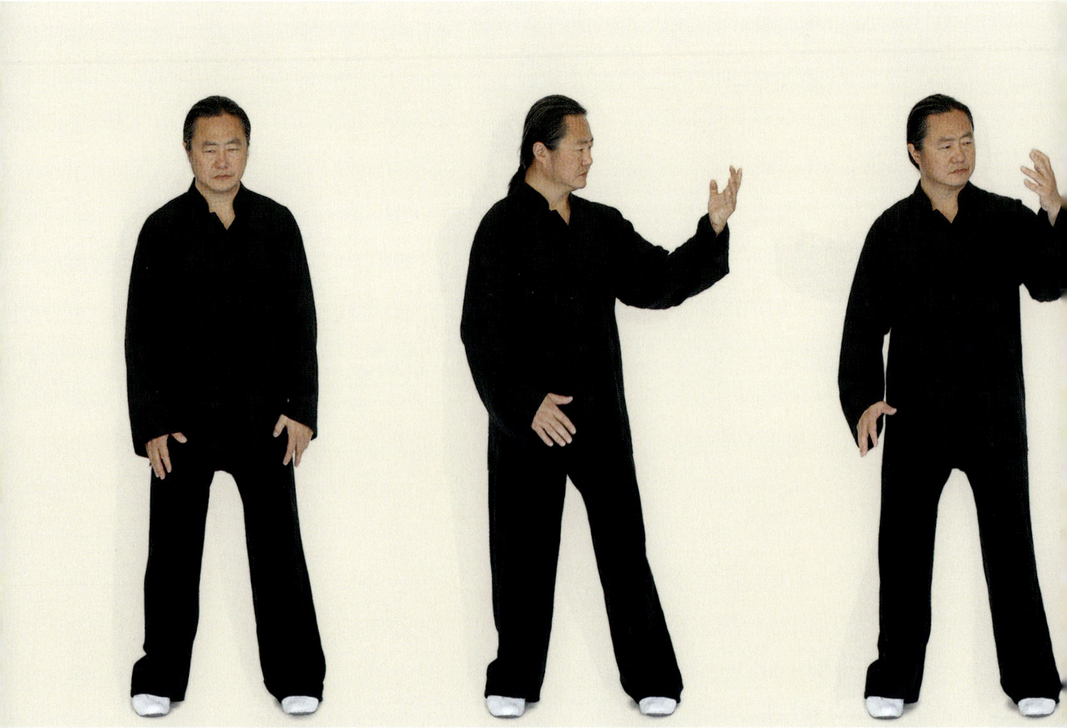

- Wenn die Hand vor der Schulter angekommen ist, wird sie in Richtung Nabel abgesenkt. Die rechte Hand wird dabei locker neben dem Körper hängend nach hinten geführt und die Bewegung spiegelverkehrt mit der rechten Hand wiederholt und immer so weiter.
- Diese Übung machen wir etwa drei bis zehn Minuten lang, bevor wir mit der nächsten Übung weitermachen.

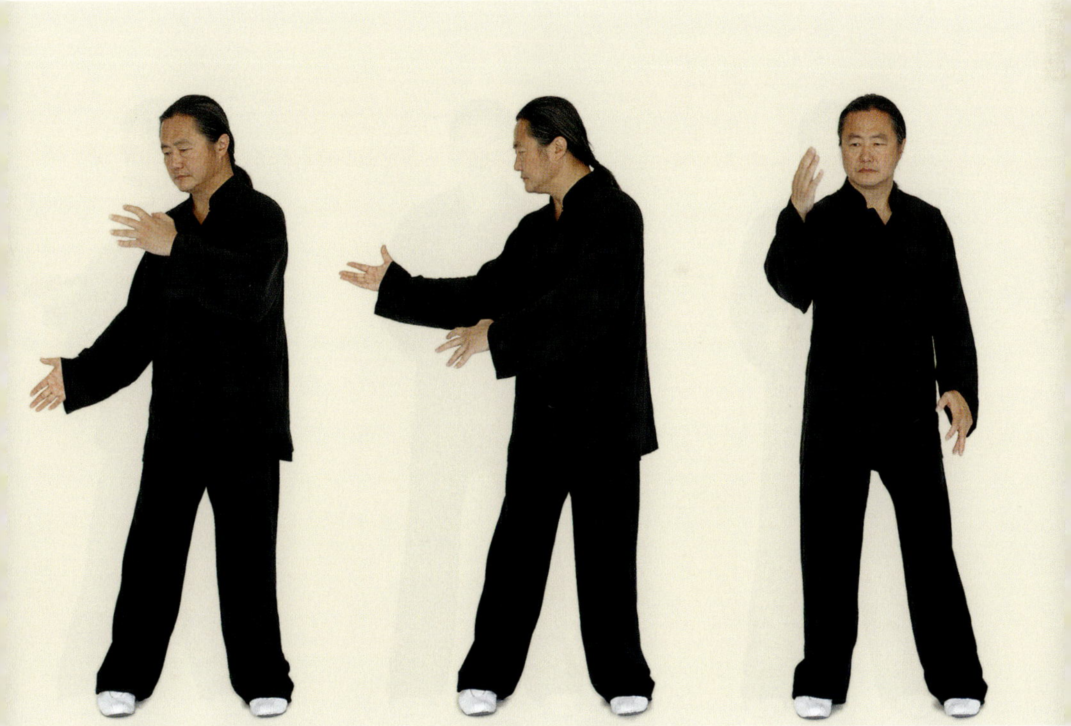

Mit dem Ball spielen

Die Energie ist wie ein unsichtbarer, aber spürbarer Ball, mit dem wir spielen.

- Wir stehen wieder in einer lockeren Haltung, die Füße sind schulterbreit und parallel ausgerichtet. Wir atmen entspannt und ruhig durch die Nase. Die Arme hängen locker herab und die Hände werden in Bauchhöhe gehalten. Die Handflächen zeigen dabei zueinander – so als würde man einen kleinen Ball halten.
- Die Hände werden nun beim Einatmen auseinandergezogen und beim Ausatmen wieder in die Anfangsposition gebracht, bis sich ein Druckgefühl aus Energie zwischen den Händen einstellt.

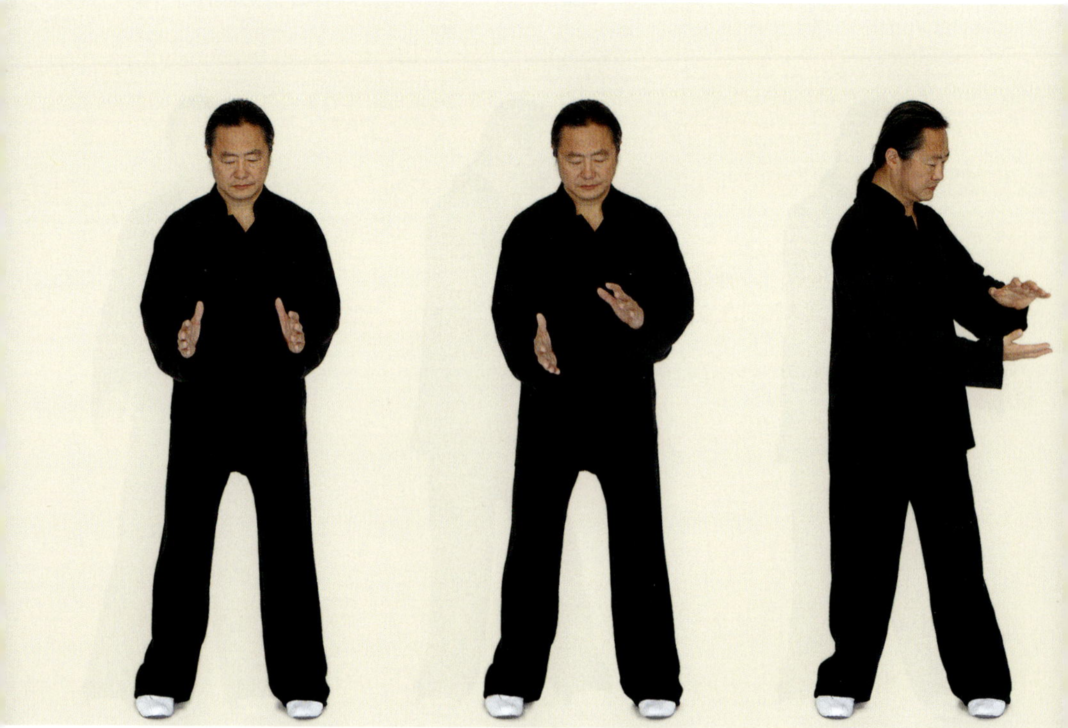

- Dann dreht man die Hände um den Energieball, indem die linke Hand nach oben und die rechte Hand nach unten geführt wird. Die Handflächen zeigen dabei immer zueinander, um den Energieball dazwischen zu halten. Der Körper wird nun nach links gedreht. Die Hände werden dabei mitgeführt und vor dem Körper gehalten.
- Dann werden die Hände wieder um den Energieball herum gedreht. Sobald die rechte Hand oben liegt, wird der Körper nach rechts gedreht, die Hände werden wieder gewechselt und immer so weiter, etwa drei bis zehn Minuten lang.

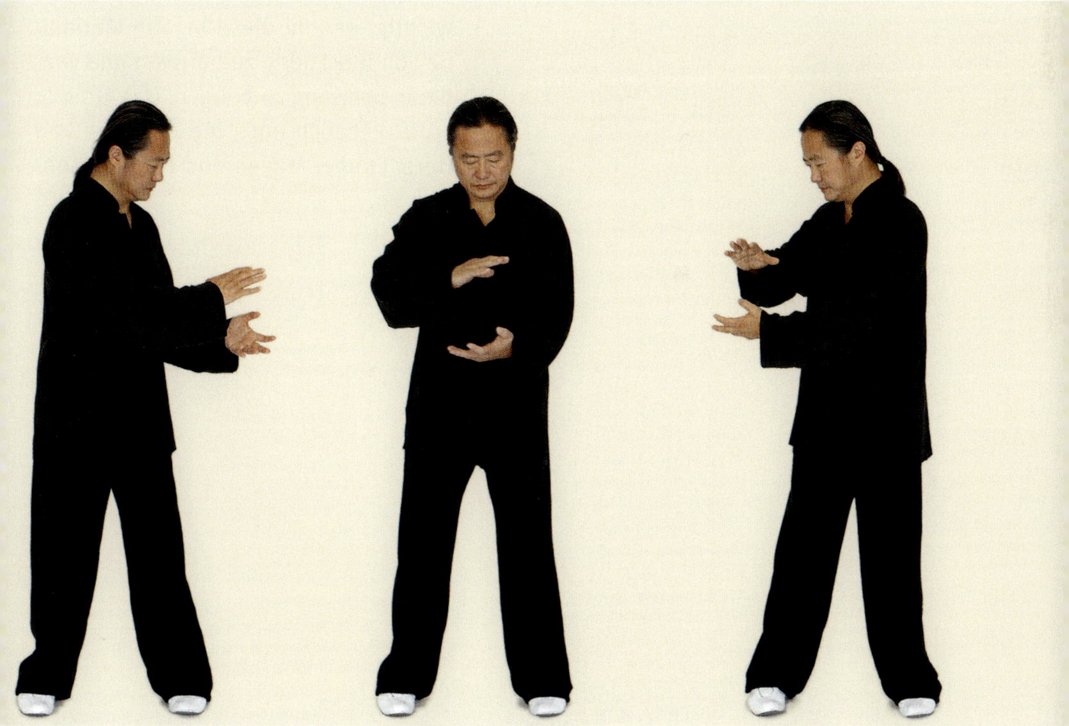

Die Hauptübung: Das »Pferd«

Diese Hauptübung nennt man das »Pferd«, denn die Stellung ähnelt der eines Reiters, der auf seinem Pferd sitzt. Durch diese Übung werden die beiden Hauptmeridiane Ren und Du geöffnet, welche die Energien von Himmel und Erde miteinander verbinden und hauptverantwortlich für die Steuerung der Energie im Körper sind. Daher ist es wichtig, gerade diese beiden Meridiane von Blockaden zu befreien und wieder in Schwung zu bringen. Das »Pferd« spricht jedoch auch die Energien von Herz, Lunge, Magen und Darm besonders an.

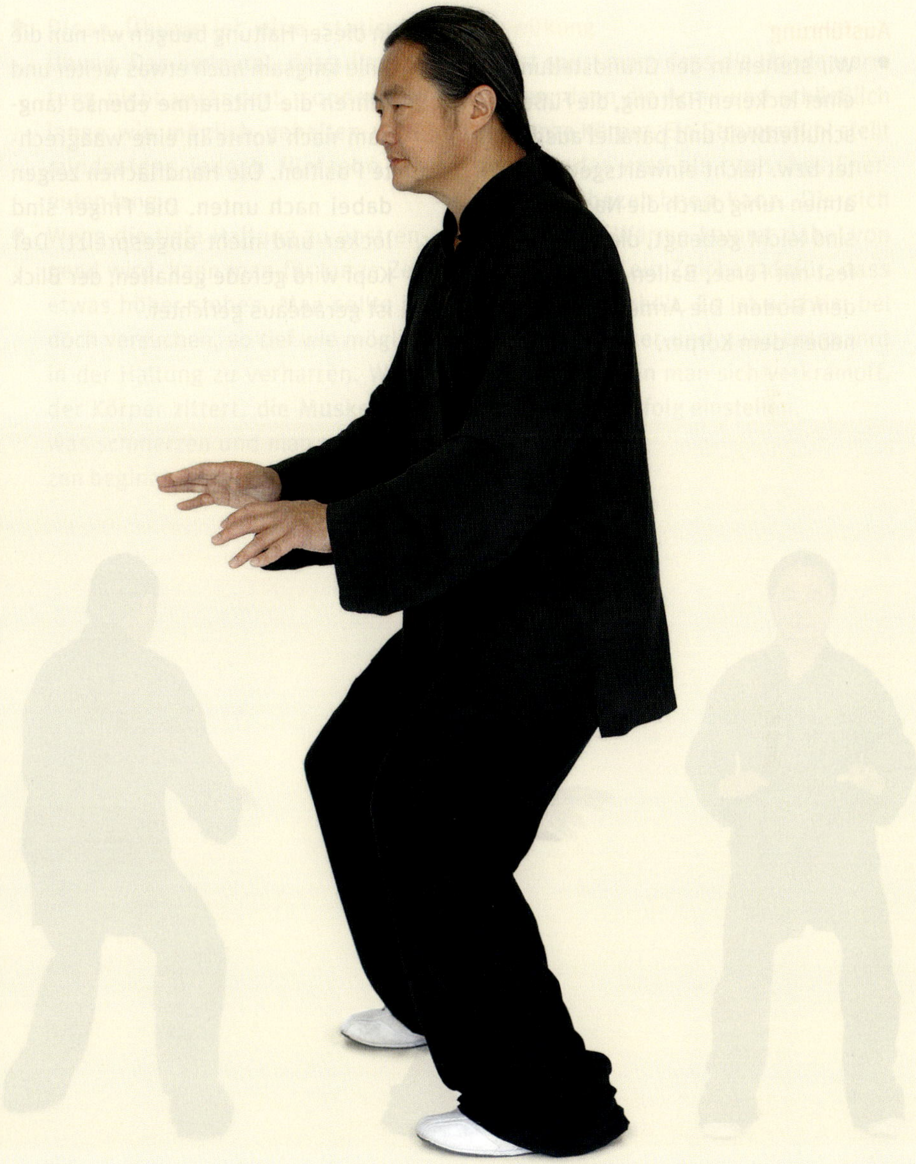

Das »Pferd«

Auflösung

- Die Übung wird beendet, indem die Unterarme wieder gesenkt und die Knie gestreckt, aber nicht durchgedrückt werden.
- Wir atmen dreimal ein und aus.
- Zum Schluss führen wir die Energie von oben nach unten, indem wir den Körper abstreichen.

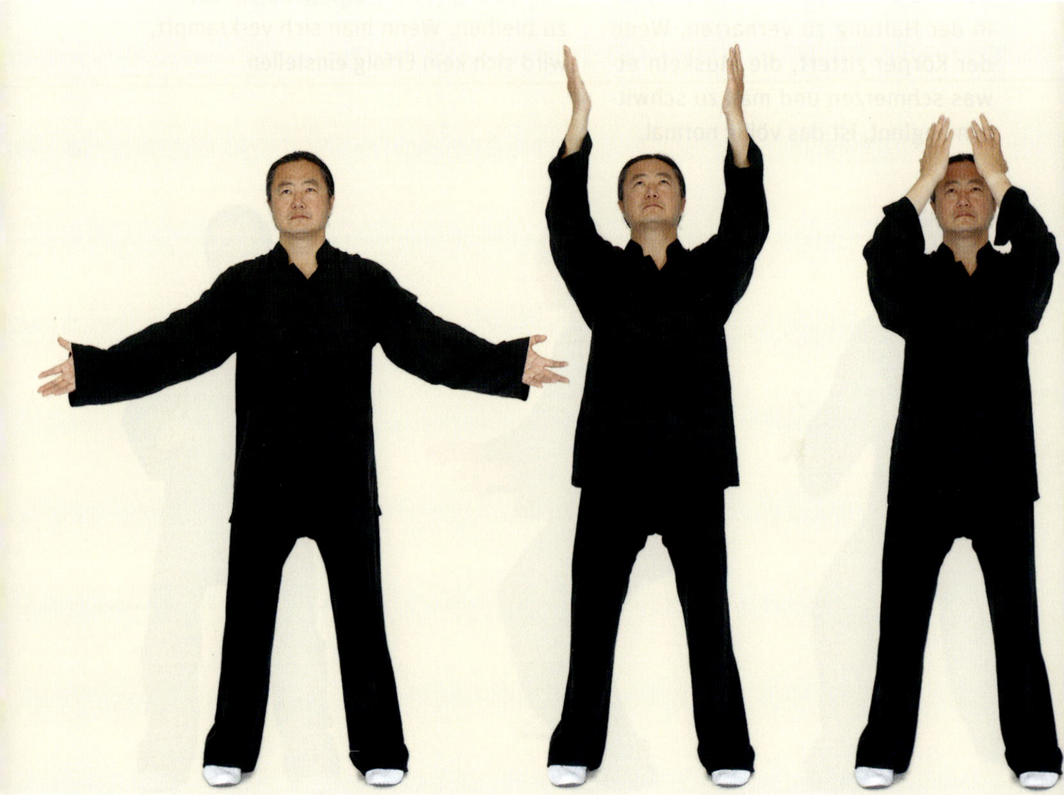

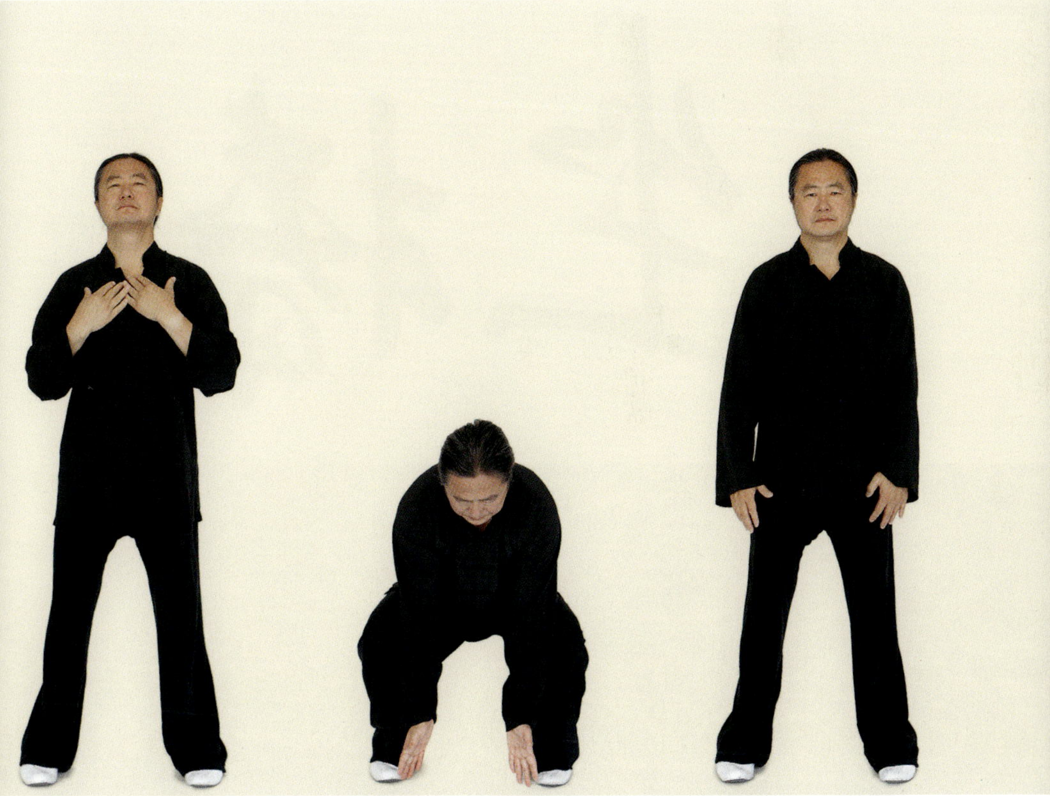

坐椅

Das Üben im Sitzen

Die Vorbereitung

Einstimmen: Dreimal ein- und ausatmen

- Wir setzen uns in lockerer Haltung auf einen Stuhl oder nehmen den Schneidersitz ein, bei dem die Beine an den Knöcheln überkreuzt werden.
- Dann atmen wir dreimal ein und aus wie bei der Übung im Stehen: Mit dem Einatmen werden die Arme seitlich über den Kopf nach oben geführt, mit dem Ausatmen senken wir die Arme vor dem Körper nach unten.

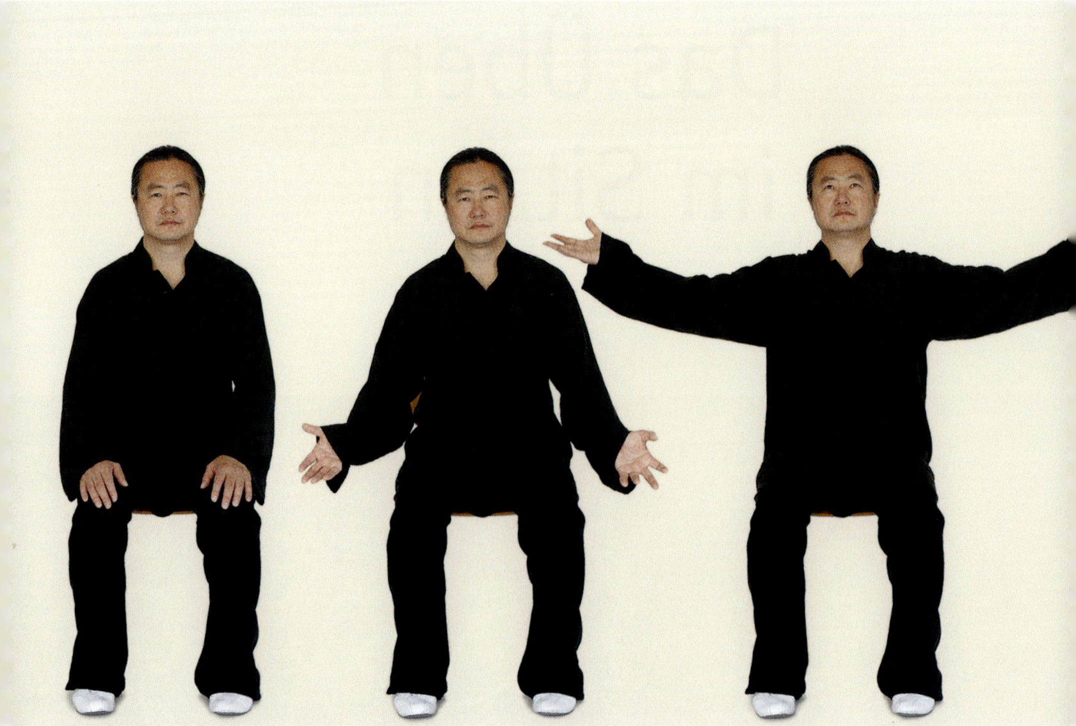

- In der sitzenden Position sollten die Handflächen jedoch am Ende jedes Zyklus kurz auf den Oberschenkeln abgelegt werden. Die Energie wird gedanklich bis zu den Füßen geführt.

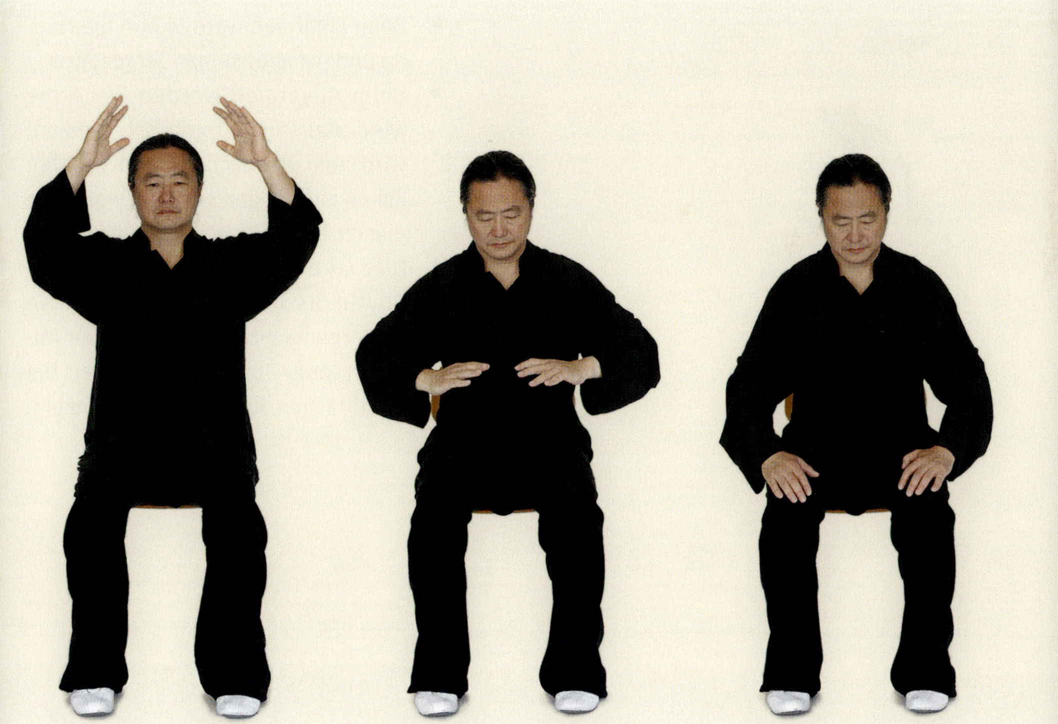

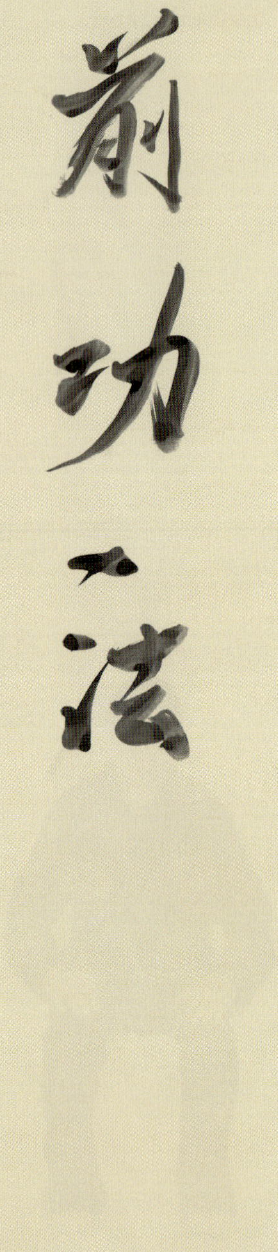

Die Vorübungen

Den Kreis umarmen

- Wir bleiben in der Sitzpostition. Die Arme werden in Brusthöhe vor dem Körper gehalten, die Ellenbogen in Höhe der Hände.
- Wir beginnen die Übung damit, dass die linke Hand vor den Ellenbogen der rechten Hand gehalten wird, wobei sie diesen nicht berührt.
- Beim Einatmen werden nun die Hände und Arme auseinandergezogen.
- Beim Ausatmen werden die Arme wieder zusammengeführt, diesmal wird aber die rechte Hand vor den linken Ellenbogen geführt, wobei sie diesen ebenfalls nicht berührt.
- Dies wird im Wechsel der Arme, im Rhythmus der Atmung, immer so weitergemacht, ca. drei bis fünf Minuten lang. Zum Schluss liegen die Handflächen auf den Oberschenkeln.

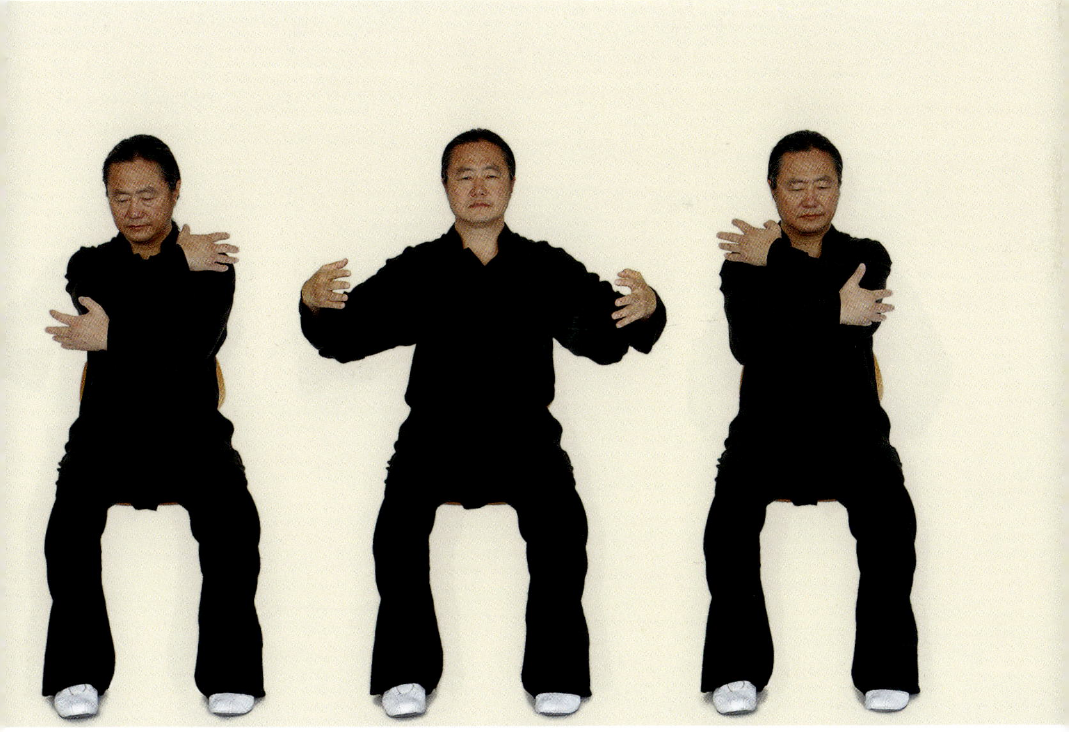

Mahlen

- Wir bleiben entspannt sitzen. Die Füße stehen parallel und wir atmen entspannt und ruhig durch die Nase. Die Arme hängen locker herab und die Hände werden in Höhe des Nabels mit den Handflächen nach unten gehalten.
- Nun wird mit den Händen, die die ganze Zeit auf gleicher Höhe gehalten werden, eine Kreisbewegung wie beim Drehen eines Mühlsteins beschrieben. Sie werden im Uhrzeigersinn über die linke Seite nach vorne und dann über die rechte Seite wieder zum Körper zurückgeführt.

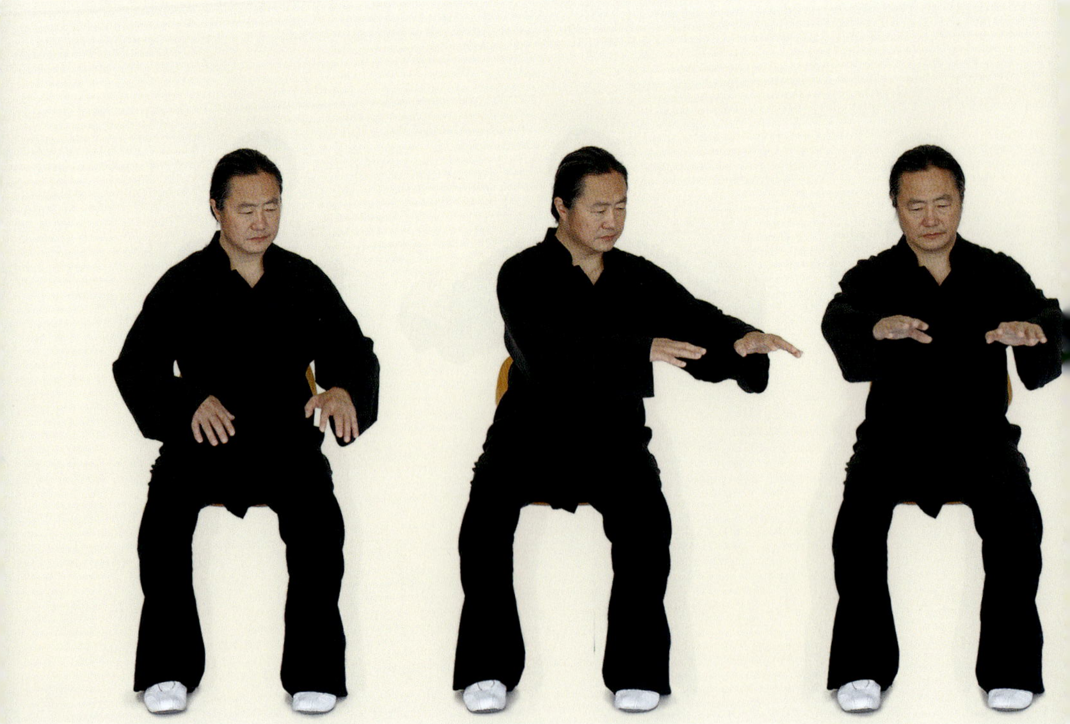

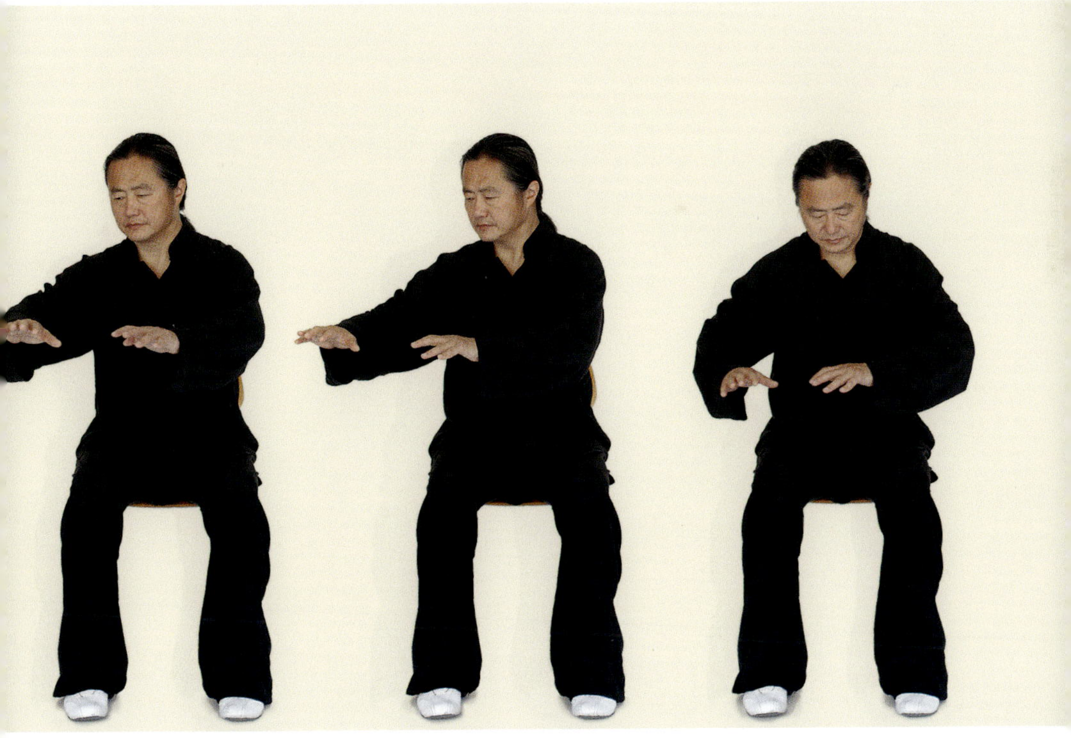

Yin und Yang wechseln

- Wir bleiben weiterhin ruhig sitzen. Die Füße stehen parallel und wir atmen entspannt und ruhig durch die Nase. Die Arme hängen locker neben dem Körper, die Hände ruhen auf den Oberschenkeln.
- Mit der linken Hand streicht man nun, ohne den rechten Arm zu berühren, von oben nach unten die Innenseite des rechten Arms bis über die Hand ab, wobei die Handfläche der rechten Hand nach oben zeigt.

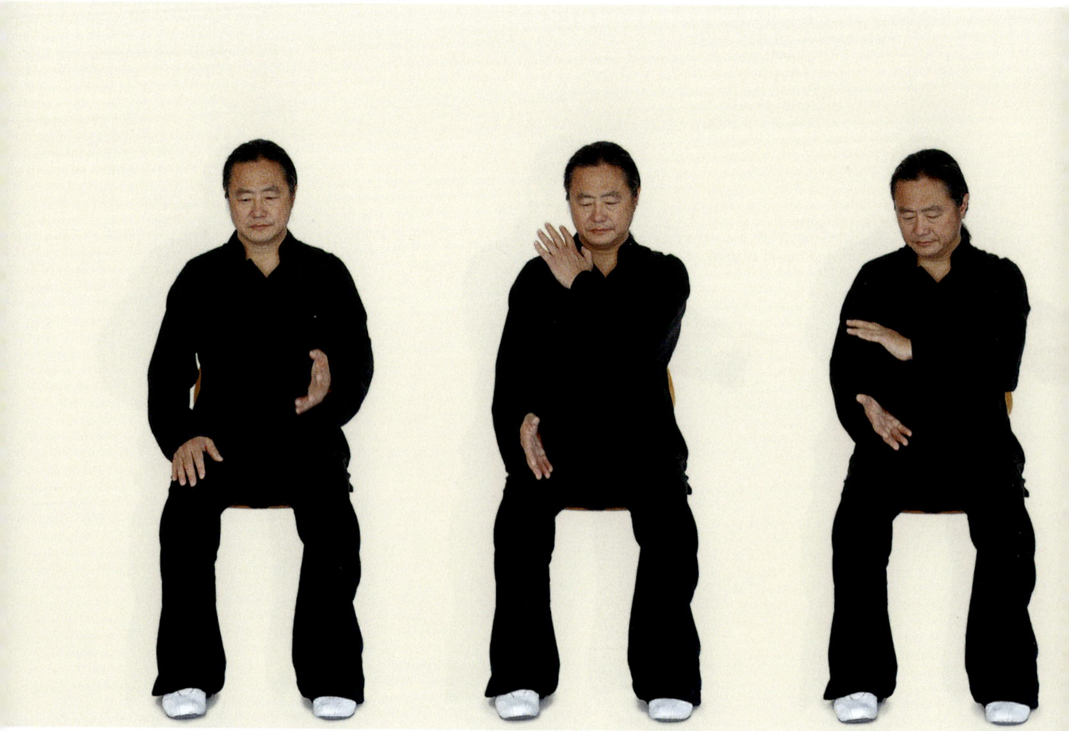

- Dann streicht man mit der rechten Hand auf die gleiche Weise über den linken Arm.
- Auch diese Übung wird im Wechsel mehrmals wiederholt, ca. drei bis fünf Minuten lang.

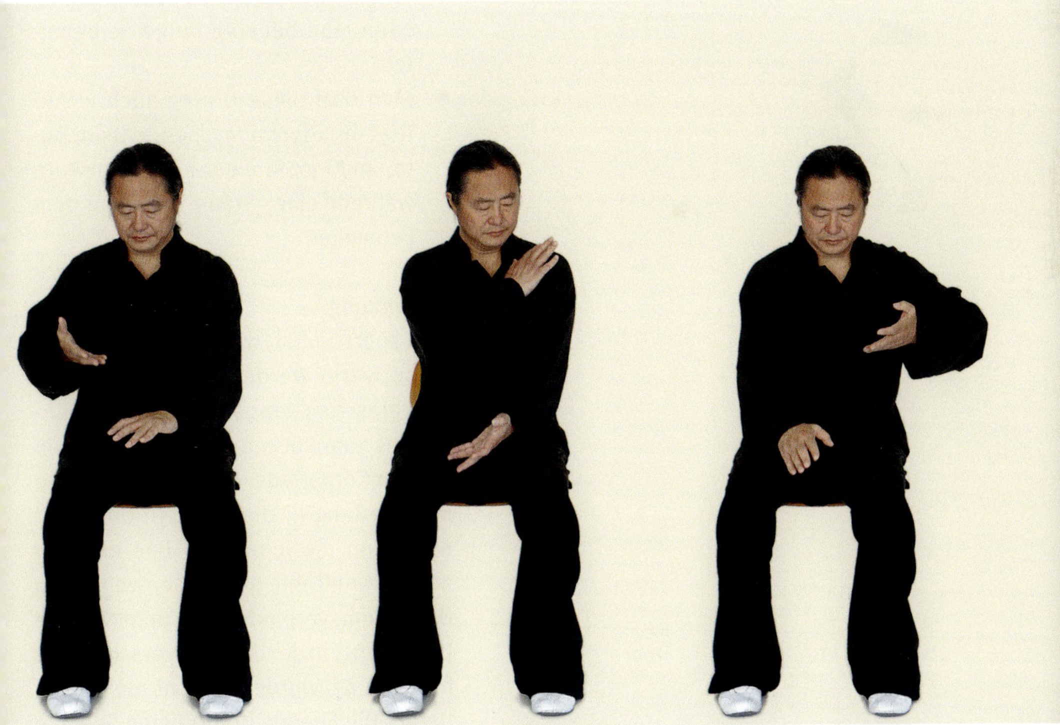

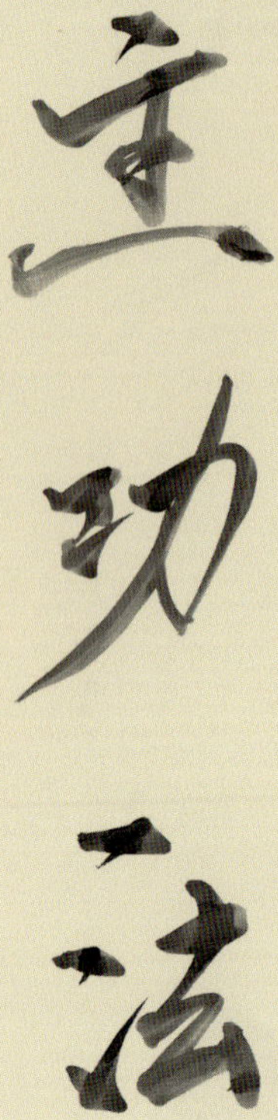

Die Hauptübung

Ausführung

- Wir bleiben in der Sitzposition oder nehmen den Schneidersitz ein.
- Beide Hände liegen auf den Oberschenkeln, die Handflächen drehen sich nach oben, während der ganze Körper locker wird.
- Ruhig ein- und ausatmen. Die Augen schauen entspannt nach vorne und leicht nach unten. Diese Haltung kann man beliebig lange beibehalten.
- Man darf diese Übung auch in Alltagssituationen machen, z. B. im Büro, im Kino, in einer Kirche, im Auto während eines Staus, sogar vor dem Fernseher.

Auswirkung

Man spürt zuerst, wie die Hände zunehmend warm werden. Dann steigt der Energiestrom langsam von den Händen bis zum Rücken und breitet sich im ganzen Körper aus. Wenn man mehrere Monate lang in dieser Position geübt hat, kann die innerliche Energie sich sehr schnell mit der Außenwelt, dem Universum, verbinden. Die unmittelbare Umgebung, in der du sitzt, verschwindet für dich, als würde sie nicht mehr existieren. Die Energie bringt deine Seele in

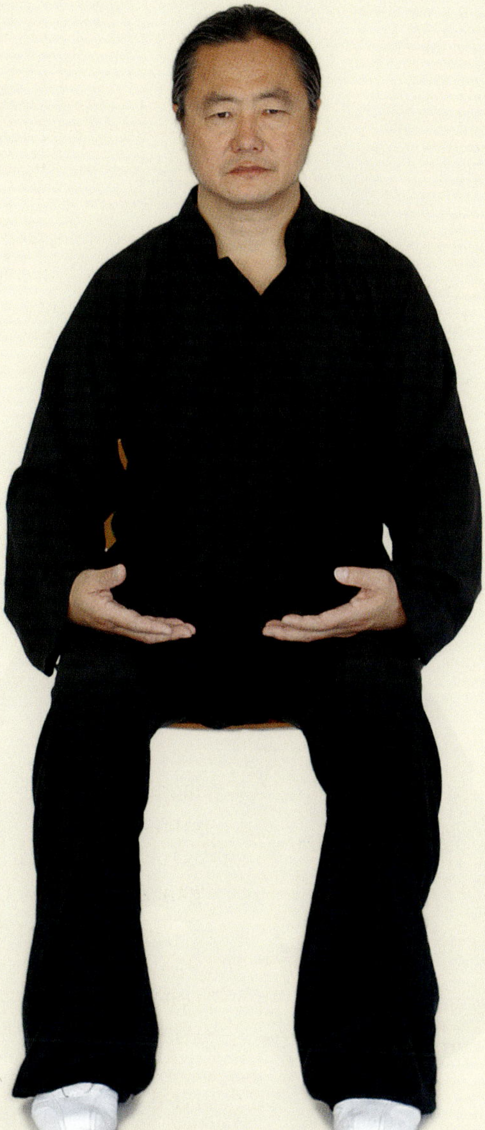

Die Hauptübung – auf einem Stuhl sitzend

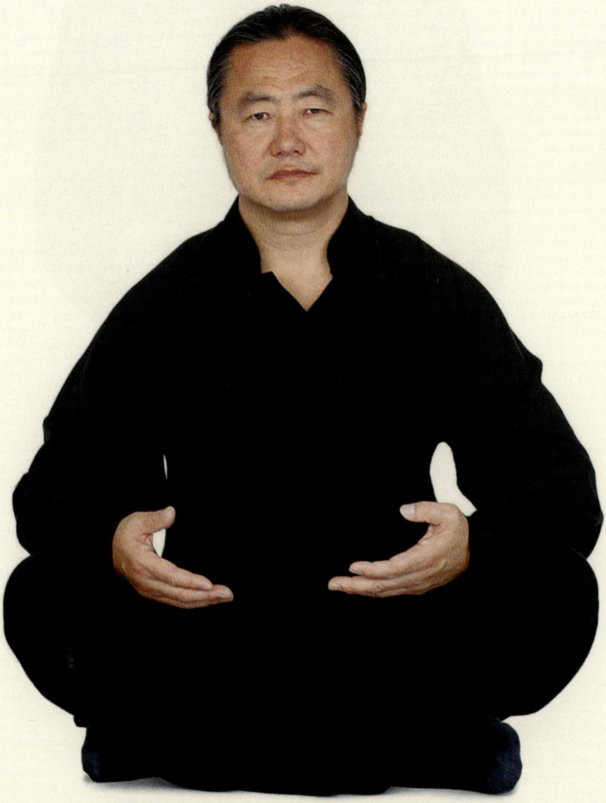

Die Hauptübung – im Schneidersitz

die Ferne. Du fühlst dich wohl und unbeschreiblich angenehm. Du musst diesen besonderen Zustand nicht fürchten. Wenn du deine Übung beendet hast, kannst du blitzschnell wieder in den Alltagszustand zurückkommen, nur das schöne Energiegefühl hält noch eine Weile an.

Auflösung

- Wir atmen dreimal ein und aus.
- Zum Schluss führen wir die Energie von oben nach unten, indem wir den Körper abstreichen.

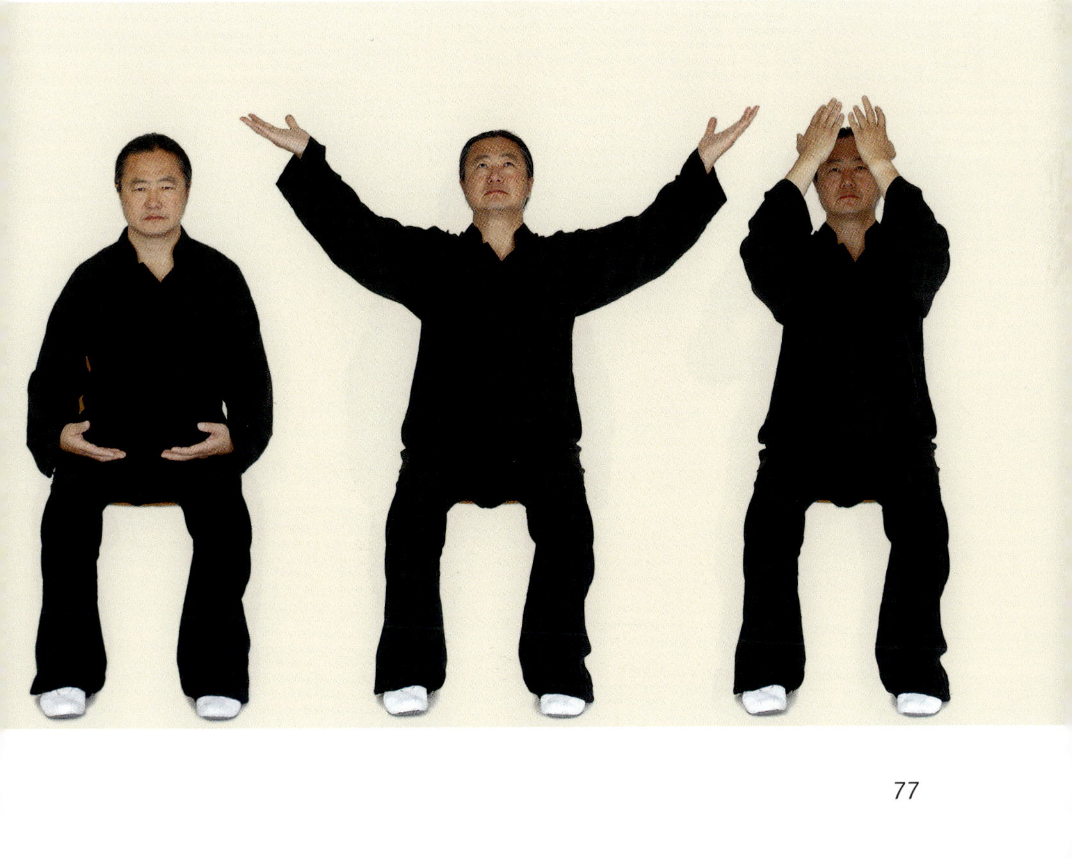

Falls es einmal nicht möglich sein sollte, die Auflösung durchzuführen, ist das nicht schlimm; die Energie, die wir durch die Sitzübung erhalten, kann sich langsam selbst harmonisch verteilen. Das ist eine einfache, aber wirkungsvolle Hauptübung, die wir oft machen dürfen, wenn wir ohnehin täglich lange sitzen müssen. Warum nicht dabei Lebensenergie tanken?

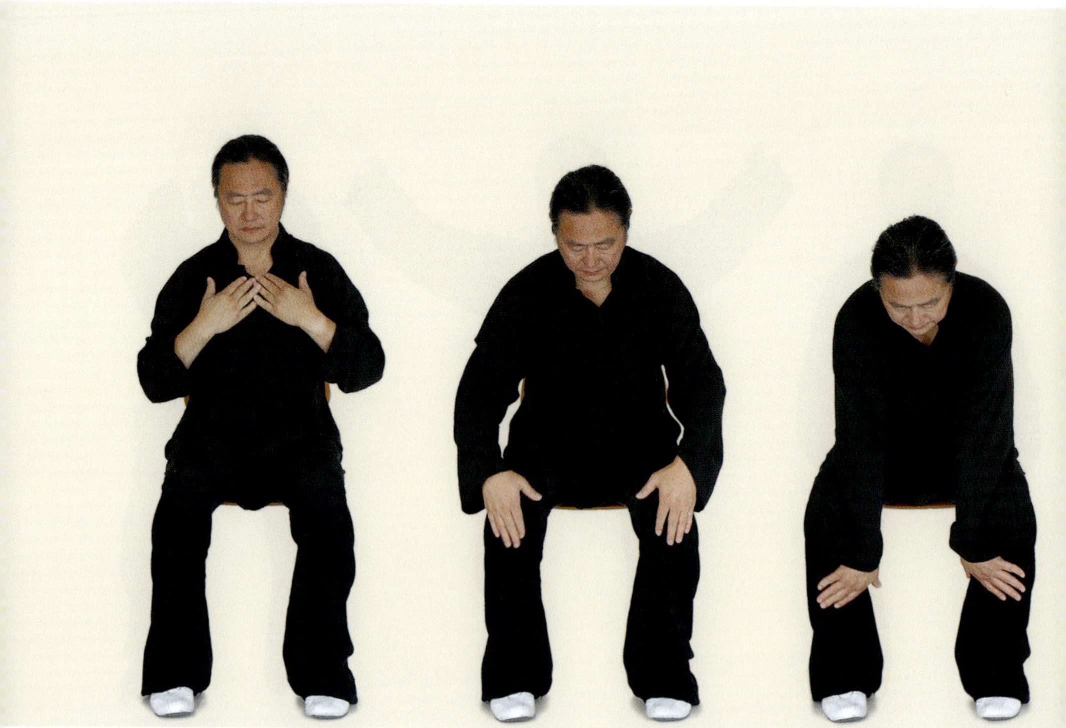

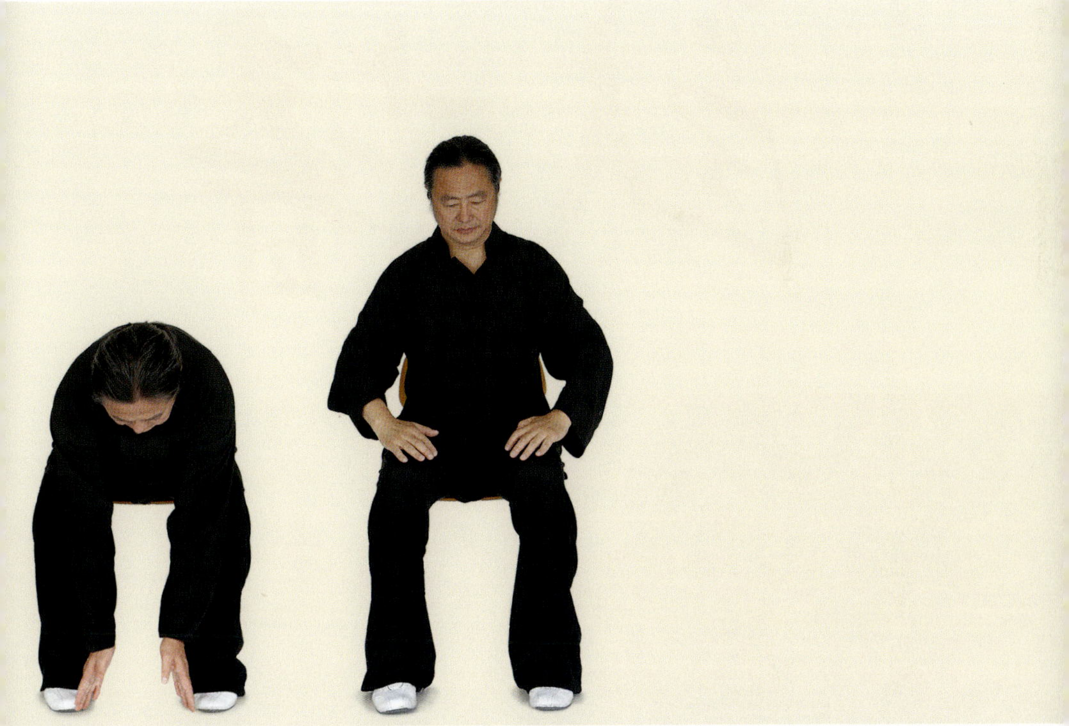

卧椅

Das Üben im Liegen

預備式

Die Vorbereitung

Einstimmen: Dreimal ein- und ausatmen

- Wir liegen auf dem Boden oder dem Bett, das Gesicht nach oben gerichtet. Beide Handflächen werden nach oben gedreht und neben die Beine gelegt. Der ganze Körper lockert sich.
- Zunächst atmen wir ein, während sich die Zungenspitze an den oberen Gaumen legt, die Arme zur Seite ausgebreitet und dann bis über den Kopf gehoben werden.
- Wir halten nun die Hände parallel nebeneinander über dem Kopf, dann atmen wir aus. Dabei legt sich die Zungenspitze an den Zahnfleischrand des Unterkiefers und wir führen die Arme gleichzeitig mit dem Ausatmen parallel über dem Körper nach unten, bis sie auf den Beinen liegen.
- Nun ist das Ausatmen beendet. Beide Handflächen werden nach oben gedreht und wieder neben die Beine gelegt.
- Wir wiederholen das Ein- und Ausatmen noch zweimal auf die gleiche Weise.

Die Vorübung

Yin und Yang wechseln

Der Ablauf ist ähnlich wie bei der Qi-Gong-Übung im Sitzen. Im Unterschied dazu werden jedoch bei der Übung im Liegen die Arme beim Abstreichen direkt berührt.

- Wir bleiben in der Liegeposition, das Gesicht ist nach oben gerichtet. Die Arme liegen locker neben den Beinen.
- Mit der linken Hand streicht man nun die Innenseite des rechten Arms von der Schulter bis über die Hand ab.
- Anschließend wird mit der rechten Hand der linke Arm auf die gleiche Weise abgestrichen.
- Auch diese Übung wird im Wechsel mehrmals wiederholt.

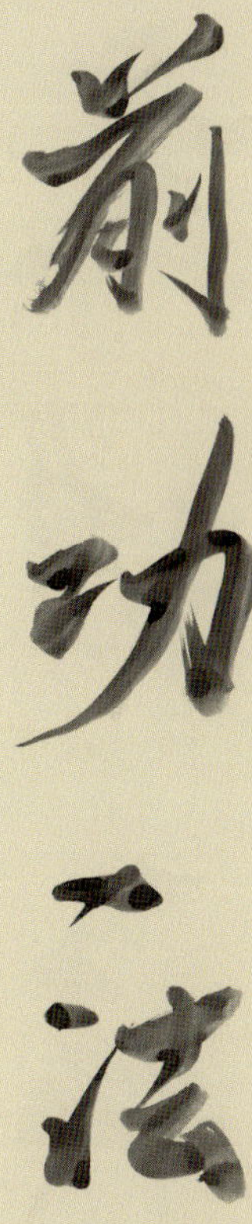

主功法

Die Hauptübung

Überall in Asien kann man Abbildungen der im Folgenden beschriebenen liegenden Qi-Gong-Haltung sehen und in vielen Klöstern werden von gläubigen Menschen Buddhastatuen angebetet, die eine liegende Position einnehmen.

Vor tausend Jahren gab es in Asien Menschen, die besondere Fähigkeiten hatten. Man nannte sie »Lohan«, was übersetzt »Buddha« oder »Heilige Männer« bedeutet. Die damalige Bevölkerung konnte nicht begreifen, wozu diese Menschen imstande waren. Ihnen wurden Wunderheilungen und andere fantastische Phänomene nachgesagt. Tatsache ist jedoch, dass diese Heiligen aufgrund ihres medizinischen Wissens und ihrer eigenen Erfahrung Energie auch auf andere Menschen übertragen konnten. Viele suchten solche Menschen auf und richteten sich im Glauben an deren »übermenschliche« Fähigkeiten vertrauensvoll mit all ihren Sorgen, Wünschen und Krankheiten an sie. Um an diese besonderen Menschen zu erinnern, wurden nach ihrem Tod Statuen errichtet, die in vielen Klöstern und Tempeln zu sehen sind. Diese werden auch heute noch verehrt und angebetet. Jeder Lohan wurde in einer ganz bestimmten Haltung abgebildet. Es war immer die,

die der Betreffende am häufigsten eingenommen und in der er Menschen geheilt hatte. Es wird berichtet, dass die Lohan ihren Anhängern oft in der liegenden Haltung begegnet seien.

Die Haltungen von Buddha und Lohan sind heute unsere Qi-Gong-Übungen. Im Buddhismus und auch im Daoismus ist es den Menschen möglich, nicht nur als Gläubige zu Gott zu beten, sondern selbst gottähnlich zu werden. Das heißt, man kann sich um Erleuchtung bemühen und selbst zu einem Lohan oder Buddha werden. Daoisten und Buddhisten betrachten Lohan und Buddha als Lehrer und Vorbilder. Sie glauben daran, dass sie selbst heilig werden können, wenn sie von diesen Heiligen lernen.

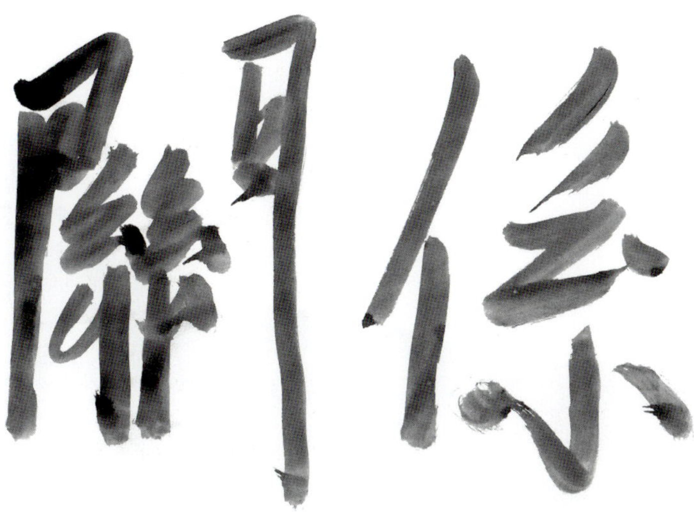

Zusammenhang

Ausführung

- Wir liegen in lockerer Körperhaltung seitlich auf dem Boden oder dem Bett, zuerst nach links gewendet; der rechte Arm liegt ausgestreckt auf dem oben befindlichen rechten Bein. Mit dem linken Ellenbogen stützen wir uns auf dem Boden ab, den Kopf legen wir seitlich in die linke Handfläche.
- Anfangs darf man sich zur Erleichterung ein Kissen unter die Achsel legen. Die Füße sollen parallel aufeinanderliegen, ebenso wie die leicht gebeugten Knie.
- Der Blick ist ruhig und locker, wir atmen durch die Nase ruhig ein und aus.
- Diese Position soll so lange wie möglich beibehalten werden.

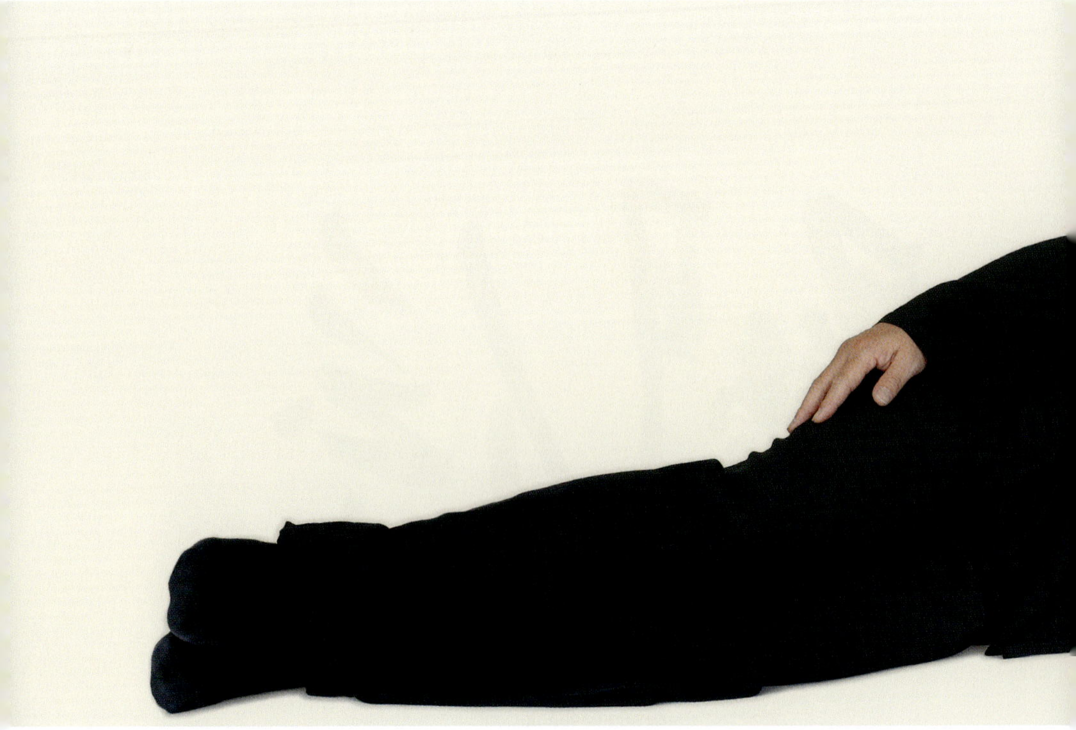

- Wenn man müde wird, kann man sich auf die andere Seite drehen und hier die gleiche Haltung einnehmen. Auch in dieser Position bleiben wir so lange wie möglich.

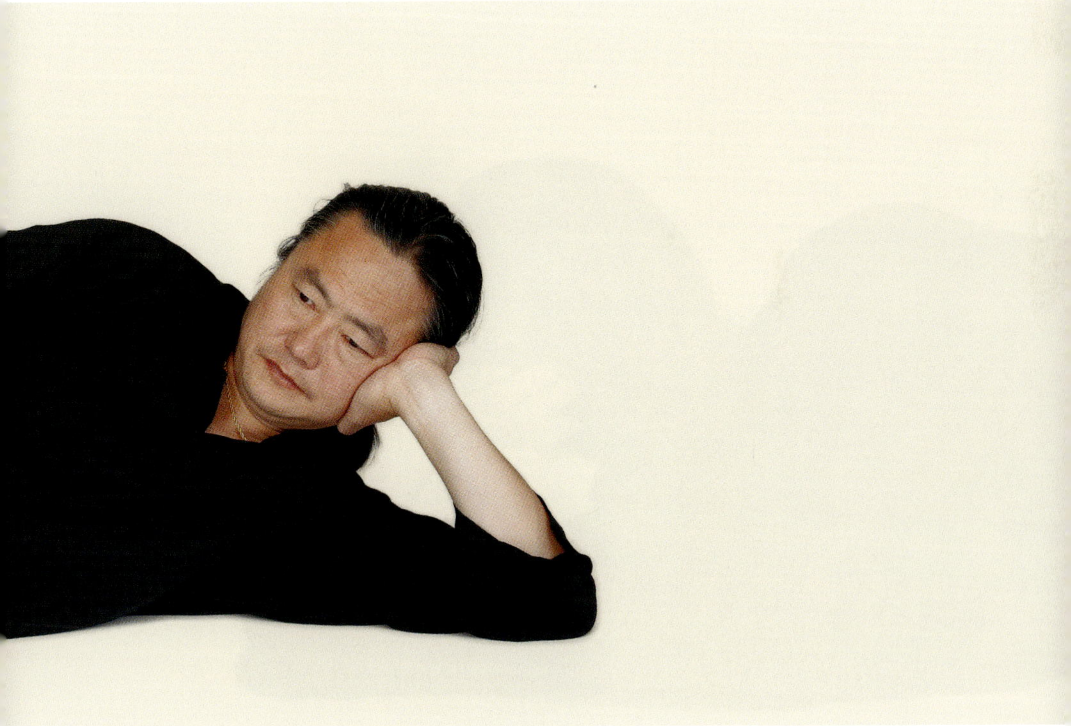

Auswirkung

Man spürt zuerst, wie der Kopf klar und frisch wird, als würde ein warmer Strom hindurchlaufen. Dieses Stromgefühl entsteht auch in der Hand, die auf dem Bein liegt. Dann breitet sich der Strom bis in die Arme, Füße und den Rücken aus.

Während dieser Übung überkommt uns ein friedliches Gefühl des Wohlbefindens, das wir nicht nur im Kopf, sondern im ganzen Körper spüren. Manchmal entstehen auch Fantasiebilder vor den Augen und man kann sogar zu zittern beginnen. Darüber müssen wir nicht beunruhigt sein, alles ist in Ordnung! Diese Empfindungen und Bilder verschwinden nach dem Beenden der Übung von selbst – nur die neu gewonnene Energie bleibt noch eine Weile erhalten.

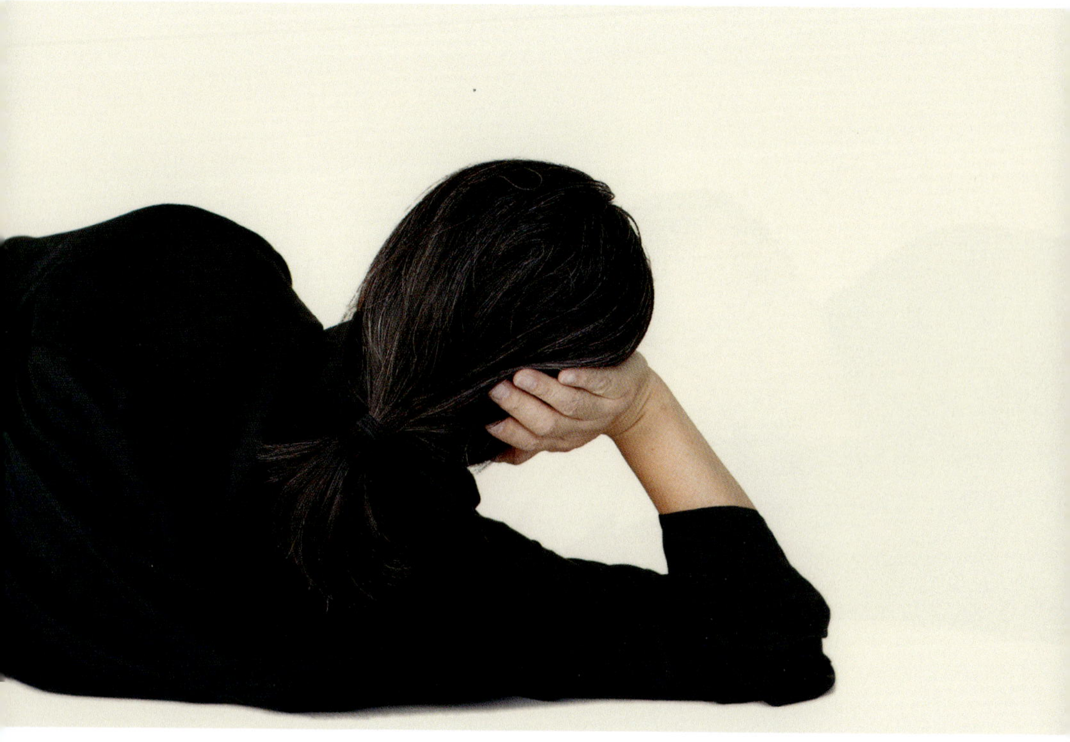

Auflösung

- Wir bleiben weiter auf dem Bett oder dem Boden liegen, drehen uns aber auf den Rücken. Beide Hände liegen neben den Beinen.
- Dann atmen wir dreimal ein und aus. Das Einatmen erfolgt wie zu Beginn der Übung: Die Arme werden zur Seite ausgebreitet, über den Kopf gehoben und die Hände dann parallel über dem Kopf gehalten. Beim Ausatmen streichen wir jedoch mit den Händen vom Gesicht über den Körper bis zu den Beinen.
- Zum Schluss liegen beide Handflächen auf dem Bett oder dem Boden neben den Beinen. So bleiben wir eine Weile ruhig liegen.
- Anschließend dürfen wir aufstehen oder einfach schlafen.

Bei der Qi-Gong-Übung im Liegen spielen Auflösung sowie Atem- und Vorübung keine große Rolle. Es genügt schon, wenn man nur die Hauptübung für Qi Gong im Liegen praktiziert.

氣脈

Den Energiefluss fördern

經絡

Die Abbildung der Meridiane

Im Kapitel »Qi Gong für die Gesundheit« habe ich bereits ausgeführt, dass die Energie in Meridianen durch den Körper strömt und diese Meridiane sich über den ganzen Körper wie ein Netz verteilen. Die Darstellung des Verlaufs der Leitlinien im menschlichen Körper ist mittlerweile überall auf der Welt bekannt. Vor zehn Jahren wurde die Lehre von den Meridianen von der westlichen Schulmedizin allerdings noch nicht anerkannt, weil die Energie-Leitbahnen unsichtbar sind. Erst mithilfe moderner Medizintechnologie konnte man die menschlichen Meridiane tatsächlich sichtbar machen. Was hat die Wissenschaft hierbei am meisten überrascht? Das von modernsten Maschinen dargestellte Bild entspricht ganz genau dem, das die Chinesen vor tausend Jahren erstellt haben. Es gibt nicht den kleinsten Unterschied.

Wie konnten die alten Chinesen den Verlauf der Leitbahnen so genau kennen? Sie hatten keine technischen Suchmaschinen, keine moderne Kamera, noch nicht einmal Röntgengeräte; und die Meridiane verlaufen unsichtbar tief im Inneren des Körpers! Als Qi-Gong-Meister kann ich diese Frage leicht beantworten: Die Menschen, die vor tausend Jahren dieses Bild erstellt haben, waren alle Qi-Gong-Spezialisten. Durch langjährige Übungspraxis spürten sie ganz genau, wie die Energie in ihrem Körper floss, sie spürten die unsichtbaren Kanäle. Dann zeichneten sie den Verlauf der Meridiane im menschlichen Körper Schritt für Schritt auf Bambuspapier und verbesserten die Darstellungen im Laufe ihrer Übungen immer weiter, bis ein perfektes Bild entstanden war.

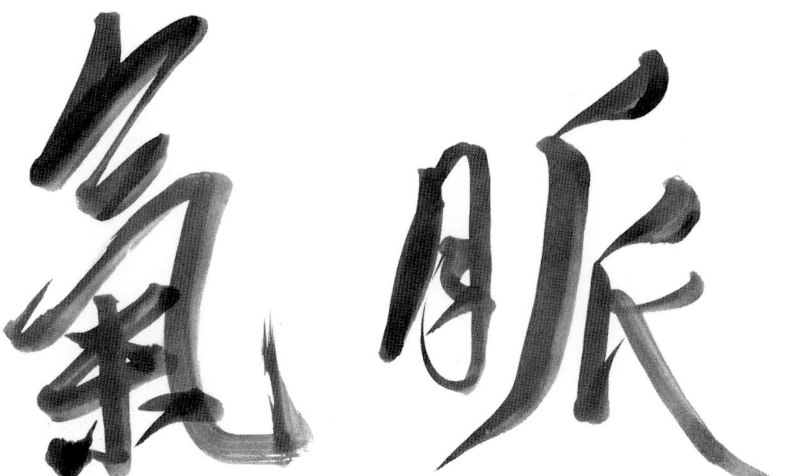

Energiefluss

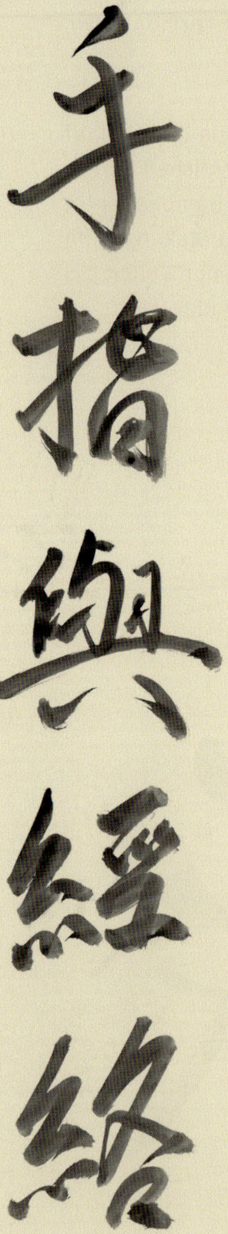

Der Zusammenhang zwischen Fingern und Meridianen

Einige Meridiane beginnen oder enden in den Fingern. Das bedeutet, dass man den Strom der Energie durch spezielle Fingerhaltungen und -bewegungen beeinflussen kann. So kann man die Energieaufnahme bei einer Übung verstärken. Dazu ist es natürlich wichtig, mehr über die Zusammenhänge zwischen Meridianen, Fingern und körperlichen Problemen zu wissen.

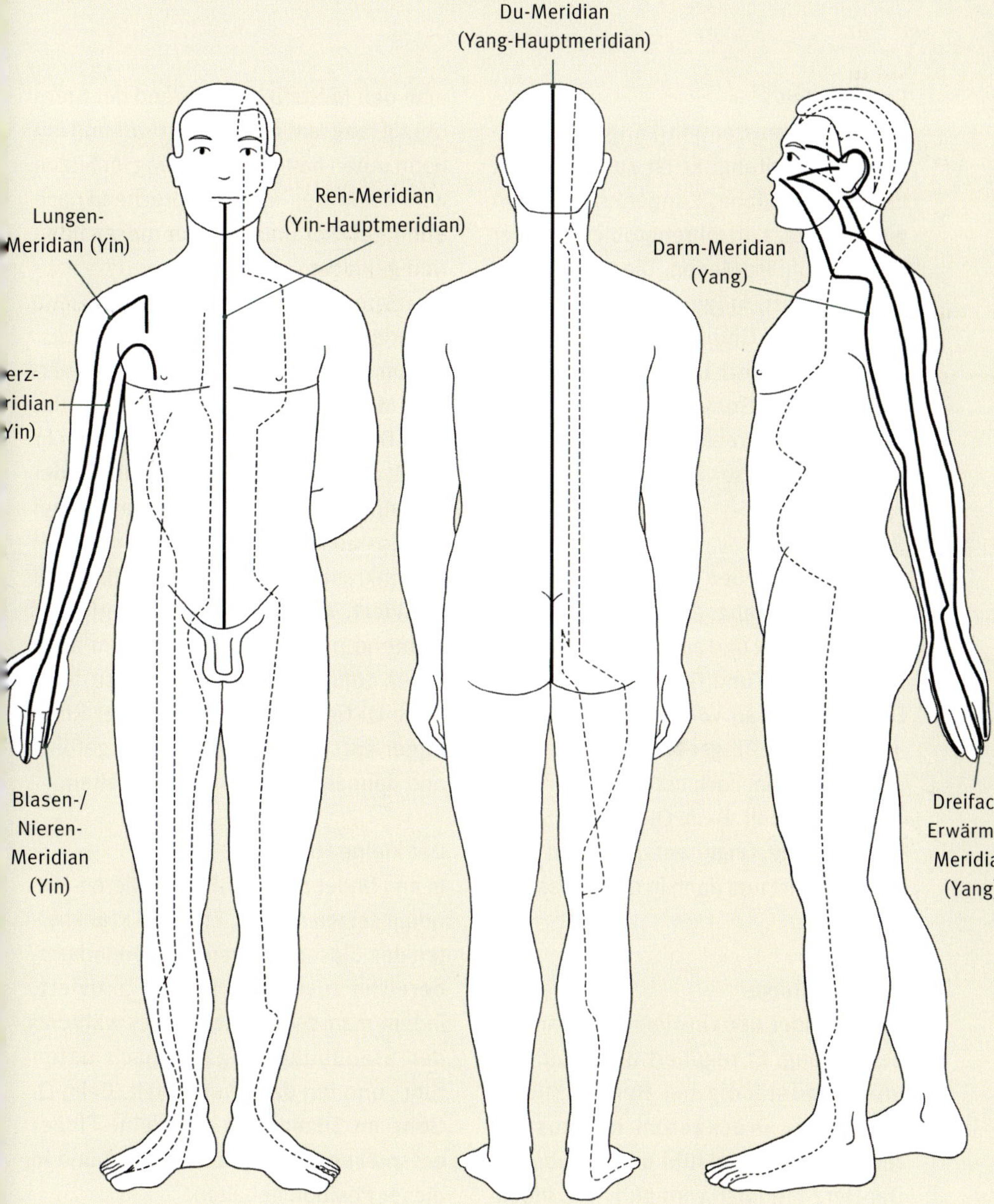

Der Fluss der Meridiane

Der Daumen

In ihm findet der Yin-Lungen-Meridian seinen Anfang. Er ist zuständig bei Energieschwäche, Lungenkrankheiten wie Asthma, Luftröhrenproblemen oder Druckgefühl im Magen. Dieser Meridian wird aktiviert, indem man den Daumen während der Übung »Pferd« langsam nach unten führt und ihn dann unten hält. Beim Qi Gong im Sitzen wird der Daumen entsprechend nach oben geführt und in dieser Position gehalten.

Der Zeigefinger

In ihm findet der Yang-Darm-Meridian seinen Anfang. Er ist zuständig bei Schlaflosigkeit und auch bei chronischen Leber-, Darm- und Gallenbeschwerden. Dieser Meridian wird aktiviert, indem man den Zeigefinger während der Stehübung langsam nach unten führt und ihn dann unten hält. Beim Qi Gong im Sitzen wird der Zeigefinger entsprechend nach oben geführt und dann in dieser Position gehalten.

Der Mittelfinger

In ihm findet der Yin-Herz-Meridian seinen Anfang. Er reguliert den Blutdruck und ist zuständig bei Herzfunktionsstörungen, Druckgefühl im Brustbereich, Schwächegefühl und Nervosität. Der Herz-Meridian wird aktiviert, indem man den Mittelfinger während der Stehübung langsam nach unten führt und ihn dann unten hält. Beim Qi Gong im Sitzen wird der Mittelfinger entsprechend nach oben geführt und dann in dieser Position gehalten.

Der Ringfinger

In ihm findet der Yang-Dreifach-Erwärmer-Meridian seinen Anfang. Ihm ist kein bestimmtes Organ zugeordnet. Er regelt vielmehr das Zusammenspiel der einzelnen Organe. Er ist zuständig bei Nieren- und Leberproblemen sowie bei Frauenkrankheiten. Dieser Meridian wird aktiviert, indem man den Ringfinger während der Stehübung langsam nach unten führt und ihn dann unten hält. Beim Qi Gong im Sitzen wird der Ringfinger entsprechend nach oben geführt und dann in dieser Position gehalten.

Der kleine Finger

In ihm findet der Yin-Blasen-/Nieren-Meridian seinen Anfang. Er ist bei Krankheiten des Blasen-, Nieren- und Dünndarmbereichs zuständig. Er wird aktiviert, indem man den kleinen Finger während der Stehübung langsam nach unten führt und ihn dann unten hält. Beim Qi Gong im Sitzen wird der kleine Finger entsprechend nach oben geführt und in dieser Position gehalten.

Zeiten verstärkten Energieflusses

Die Energie fließt zu bestimmten Tageszeiten in einzelnen Meridianen besonders stark. In China wissen alle guten Energie-Ärzte darüber Bescheid. Sie behandeln den Patienten zu der Tageszeit, zu der jener Meridian stark aktiv ist, aufgrund dessen der Patient erkrankt ist. Bei dieser Behandlungsmethode ist die Aussicht auf eine Heilung besonders groß und der Heilungsprozess läuft entsprechend schneller ab.

Im Folgenden gebe ich einen kleinen Überblick über die Zeiten verstärkten Energieflusses in den besprochenen Meridianen.

時間與氣脈

Du-Meridian (Yang-Hauptmeridian)	vom Beckenraum an der Mittellinie des Rückens bis zum Oberkiefer	00:22 Uhr bis 01:33 Uhr (72 Minuten)
Ren-Meridian (Yin-Hauptmeridian)	vom Damm an der Mittellinie des Bauches bis zum Unterkiefer	01:34 Uhr bis 03:00 Uhr (87 Minuten)
Lungenmeridian (Yin)	Daumen	03:01 Uhr bis 04:07 Uhr (67 Minuten)
Herzmeridian (Yin)	Mittelfinger	17:15 Uhr bis 18:21 Uhr (67 Minuten)
Blasen- und Nierenmeridian (Yin)	kleiner Finger	10:23 Uhr bis 11:29 Uhr (67 Minuten)
Darmmeridian (Yang)	Zeigefinger	04:08 Uhr bis 05:43 Uhr (96 Minuten)
Dreifach-Erwärmer-Meridian (Yang)	Ringfinger	18.22 Uhr bis 19.57 Uhr (96 Minuten)

指法

Verstärkende Fingerübungen

Wenn man eine Qi-Gong-Übung mit Fingerübungen verstärken möchte, sollte man darauf achten, dass sich um die Finger herum bereits ein Energiegefühl eingestellt hat. Die Anzahl der Bewegungen und die Reihenfolge der zu bewegenden Finger sind bei diesen Übungen seit tausend Jahren gleich geblieben und das Wissen darum wird traditionell von Generation zu Generation unverändert weitergegeben.

Besonders für Qi-Gong-Schüler, die später einmal mit Energie arbeiten und sie auf andere übertragen möchten, sind die Fingerübungen zur Beschleunigung sehr wichtig. Die Energie steht dann dem Übenden zur freien Verfügung. Selbst für die Freunde des Kampfsports gibt es eine bestimmte Fingerübung, welche die Energie im Körper konzentriert und dem Schutz des Körpers dient, sodass dieser nicht mehr verletzt werden kann.

Bei den Fingerübungen wird jeweils ein Finger langsam nach unten geführt (ohne ihn abzuknicken). Der Finger wird in dieser Position einige Sekunden lang gehalten und dann, ebenfalls langsam, wieder in seine Ausgangsposition zurückbewegt.

Durch den nach unten geführten Finger wird der zugehörige Meridian gedehnt, der Energiefluss verstärkt und dadurch die Energieaufnahme gesteigert. Es ist wichtig, dass die Fingerübungen richtig ausgeführt werden, deshalb sollte man sie sich am besten von einem erfahrenen Qi-Gong-Meister zeigen lassen.
Es sei hier nochmals betont, dass die Reihenfolge der Fingerbewegungen vorgegeben ist und keinesfalls vom Schüler verändert werden sollte. Wenn man sich bei den Fingerübungen verzählt, dann bricht man sie ab, indem man mit beiden Händen eine Faust macht. Danach kann man ohne Weiteres wieder von vorne beginnen.

Verstärkungsübung beim »Pferd«

1. Die Daumen langsam einmal nach unten und wieder zurückführen.

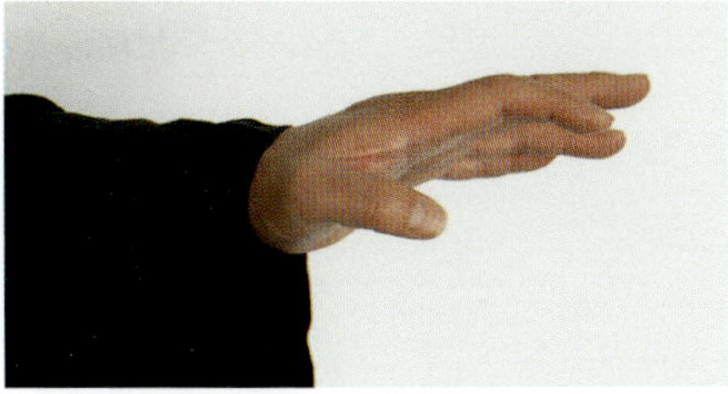

2. Die Mittelfinger langsam dreimal nach unten und wieder zurückführen.

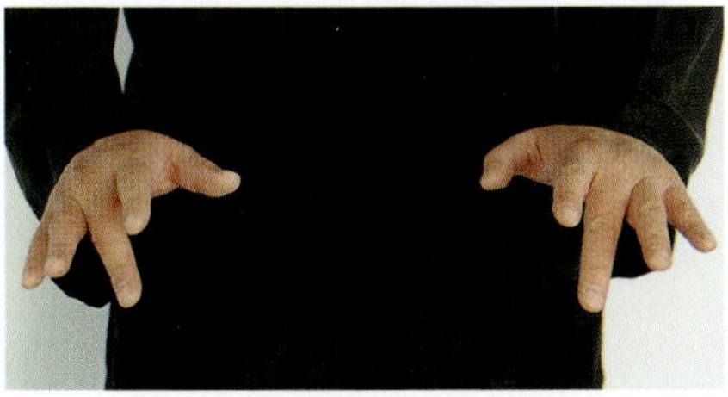

3. Die kleinen Finger langsam fünfmal nach unten und wieder zurückführen.

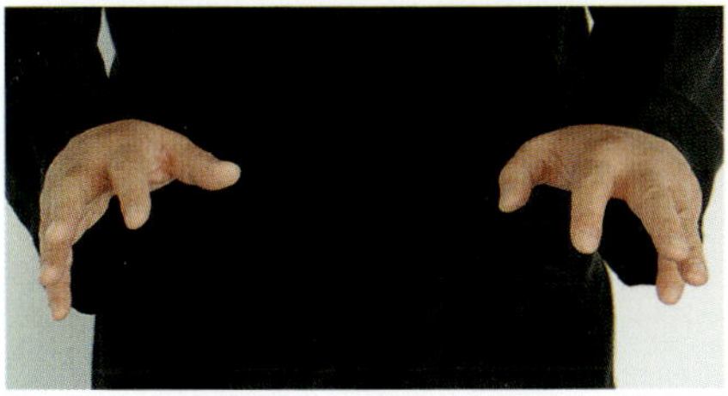

4. Die Zeigefinger langsam siebenmal nach unten und wieder zurückführen.

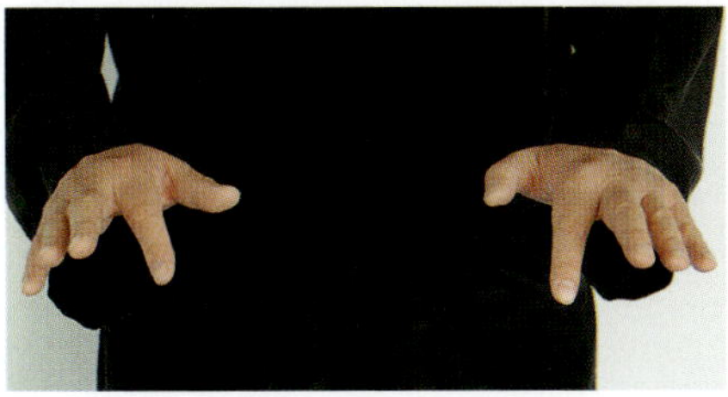

5. Die Ringfinger langsam neunmal nach unten und wieder zurückführen.

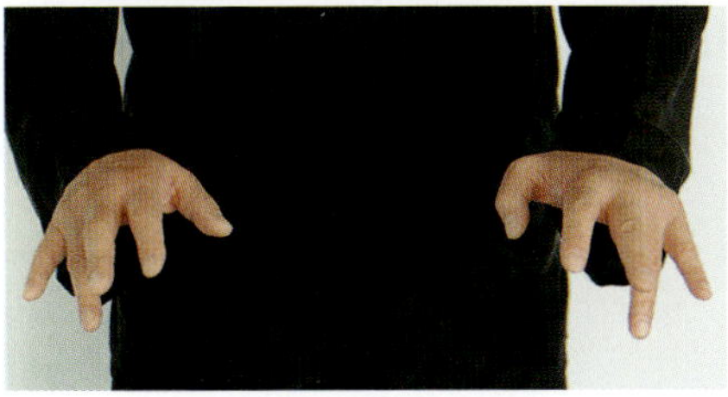

健康與氣功

Die Gesundheit stärken mit Qi Gong

導引

Energieführung

Es gibt zwei Arten von Energieführung. Die erste findet im eigenen Körper statt, das heißt, man kann die Energie bewusst zwischen verschiedenen Organen strömen lassen, wenn man schon lange Qi Gong praktiziert hat. Wir konzentrieren uns zuerst auf einen Punkt im Körper, sodass die Energie dort gesammelt wird und ein wunderschöner warmer Strom entsteht. Diese Energie können wir dann weiterführen, z. B. vom Unterleib zum Magen, zur Leber usw. Durch diese Bewegung des Energiestroms können wir die eigenen inneren Organe behandeln, reinigen und sogar verjüngen.

Einer meiner Qi-Gong-Kollegen, ein Hobby-Kletterer, hat einmal in Westchina Folgendes erlebt: Er war allein beim Klettern und hatte einen Unfall, bei dem er abstürzte und ohnmächtig wurde. Als er wieder zu sich kam, hatte er im ganzen Körper kaum noch Gefühl und war bewegungsunfähig. Eine schlimme Situation! Er befand sich in Chinas wildem Westen und nachts suchten Wölfe und Raubtiere überall nach Beute. Doch er konnte nicht mehr über seinen Körper verfügen, sondern nur bewegungslos liegen bleiben. Zum Glück hatte er mehr als zwanzig Jahre lang Qi Gong geübt. Er konzentrierte sich zuerst auf den Du-Meridian, ließ die Energie sich dort sammeln und gewann dadurch sein Körpergefühl zurück. Dann führte er seine Energie in verschiedene Organe, langsam wurden seine Arme und Beine von seiner Lebensenergie geweckt und konnten sich wieder bewegen. Zum Schluss schaffte er es, in ein sicheres Gebiet zu gelangen, bevor die Dämmerung einsetzte. Die Energieführung hatte sein Leben gerettet.

Die zweite Art der Energieführung findet nicht mehr im eigenen Körper statt, sondern geschieht von außen. Ein Mensch führt die Energie bei einem oder sogar mehreren anderen Menschen. Das ist die Energieführung durch einen Qi-Gong-Meister. Diese Art der Energiearbeit wird von Meistern bei Kursen oder bei Behandlungen eingesetzt. Für die Kursteilnehmer ist sie sehr gut, da durch sie der Energiekreislauf verstärkt wird und

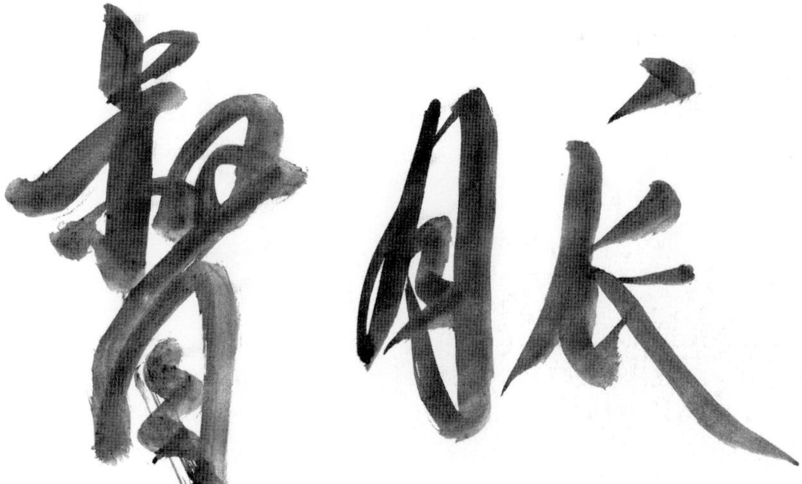

Du-Meridian

man am ganzen Körper ein Hitzegefühl spürt. Bei vielen kranken Menschen, bei denen der Energiefluss blockiert ist, kann durch die Energieführung die Blockade gelöst werden. Der Meister muss aber zuerst die Energie in seiner Hand sammeln. Dann kann er sogar über mehrere Meter hinweg die Energieströme des anderen so beeinflussen, dass sich dieser bewegen muss. Stellt sich der Schüler oder Patient allerdings mental dagegen, arbeiten zwei Kräfte gegeneinander und keiner hat einen Nutzen davon. Übende oder Patienten sollten es also sagen, wenn sie diese Behandlung nicht möchten, es wäre sonst reine Energieverschwendung. Übrigens wird die Energieführung oft als Therapie bei gelähmten Personen benutzt, wobei der Kranke durch den Meister bewegt wird.

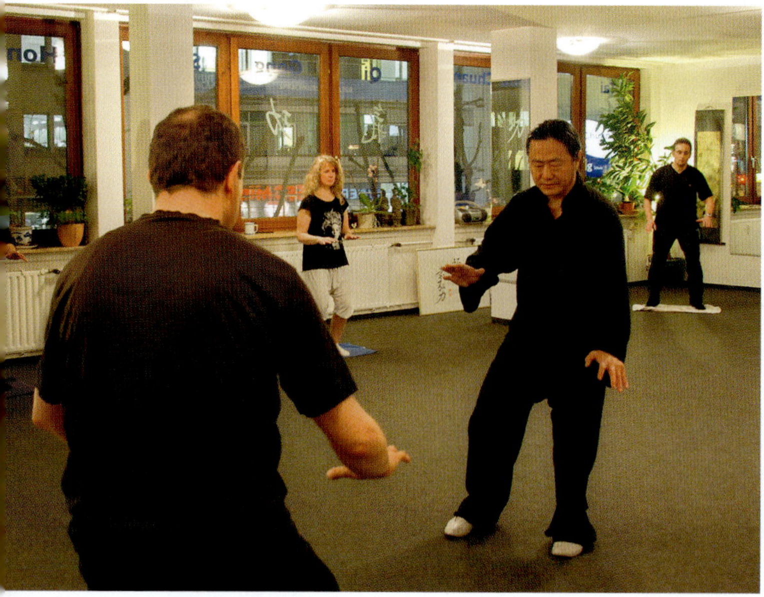

Diese Art der Energiearbeit wird von Meistern in Kursen oder bei Behandlungen eingesetzt. Voraussetzung: Man sollte schon mindestens zehn Jahre lang Qi-Gong-Übungen wie das »Pferd« praktiziert haben.

Die Eigenbehandlung

Indem wir Qi Gong üben, läuft der Prozess der Eigenbehandlung von gesundheitlichen Störungen von selbst an. Durch das Üben erhalten wir neue Lebensenergie, die in allen Meridianen fließt und eventuell vorhandene Blockaden auflöst. Kranke Energie fließt aus dem Körper heraus und die frische, nachfließende Energie nährt und stärkt den ganzen Körper.

Krankheiten wie Rheuma, Schlaflosigkeit, Gelenkentzündungen, Magenprobleme, Allergien und viele andere werden geheilt, ohne sie bewusst zu behandeln – selbst wenn sie bereits chronisch sind. Außerdem gibt es für einige Beschwerden spezielle Fingerübungen (siehe Kapitel »Den Energiefluss fördern«); oder man legt die Hand, die durch die Übung schon voller Energie ist, auf die kranke Stelle und beschleunigt so den Heilungsprozess.

Die gesundheitliche Situation mancher Patienten verbessert sich durch das Üben von Qi Gong von Tag zu Tag. Es ist jedoch möglich, dass sie nach einer Weile plötzlich starke Schmerzen in den kranken Körperbereichen empfinden. Dies ist ein Zeichen dafür, dass die alte kranke Energie verdrängt wird. In der traditionellen chinesischen Medizin

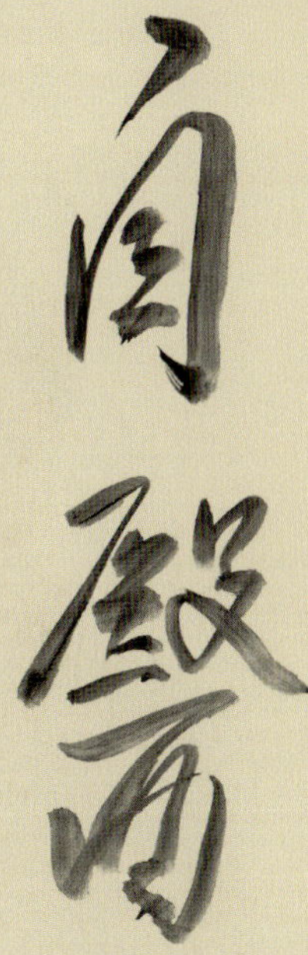

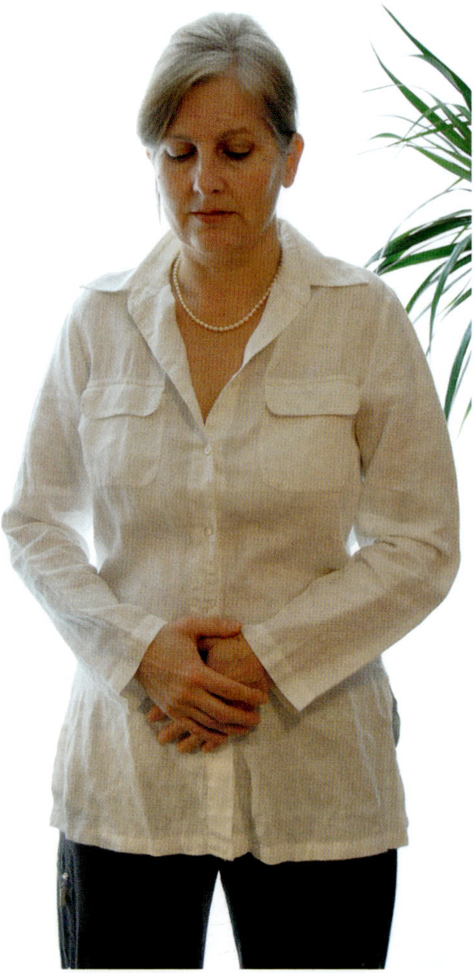

Eigenbehandlung: Man legt die Hand auf die kranke Stelle und beschleunigt so den Heilungsprozess. Voraussetzung: Man sollte schon mindestens zehn Monate lang Qi-Gong-Übungen wie das »Pferd« praktiziert haben.

nennt man diesen Schmerz auch den »Abschiedsschmerz« der Krankheit, die ein letztes Mal ihre Anwesenheit bekundet, bevor sie verschwindet. Man muss sich darüber keine Sorgen machen, sondern kann und soll die Übungen weiter vervollkommnen und auf keinen Fall damit aufhören, denn sonst verabschiedet sich die Krankheit nicht mehr.

Die Behandlung anderer Menschen

Qi Gong stellt die älteste – und noch dazu eine hervorragende – Behandlungsmethode in der Geschichte der Menschheit dar. Es basiert nur auf der Nutzung der Lebensenergie und hat überhaupt keine Nebenwirkungen. Bei einer Qi-Gong-Behandlungs-Methode, die keine tiefer gehenden medizinischen Grundkenntnisse erfordert, wird einfach die Hand über die Problemzone des Patienten gelegt. Die Energie fließt dann von der Hand zur Energieblockade und löst diese auf. Es stellt sich ein Wärmegefühl ein. Während des gesamten Prozesses spürt man keine Schmerzen, kein unangenehmes Gefühl und auch keine seelische Belastung (Druck). Der Patient verabschiedet seine Krankheit mit einem Wohlgefühl.

Doch leider hat sich diese Behandlungsmethode nicht gut entwickelt. Dafür gibt es zwei Hauptgründe. Der erste Grund liegt darin, dass man Qi Gong über einen langen Zeitraum hinweg machen muss, mindestens zehn Jahre lang; dann erst ist man in der Lage, so mit Energie umzugehen, dass man z. B. die Lebensenergie vom eigenen Körper auf den des Patienten übertragen kann, ohne selbst Schaden zu nehmen. Erst dann ist man

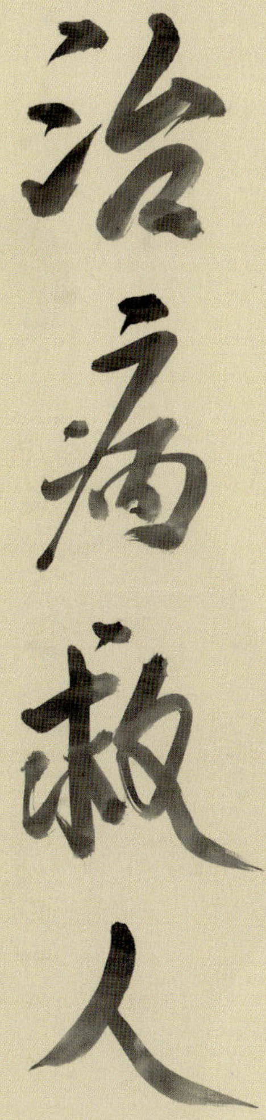

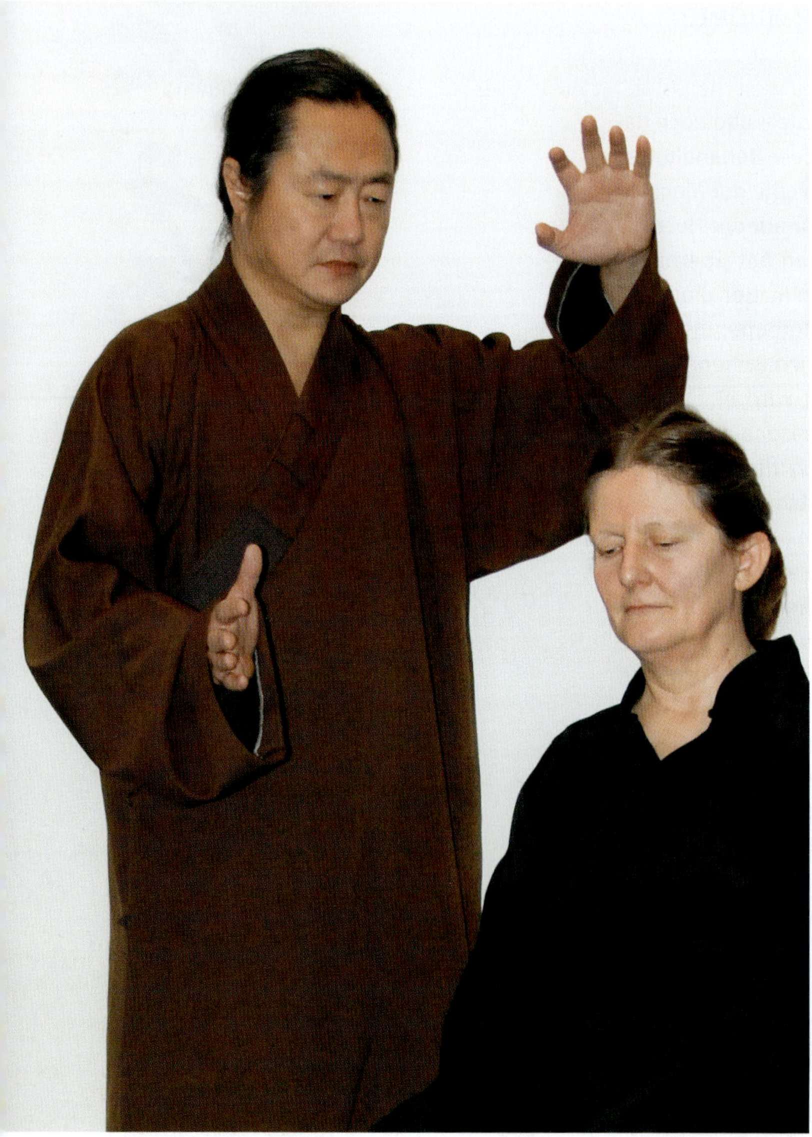

Die Behandlung anderer. Voraussetzung: Der Behandelnde sollte bereits zehn Jahre lang Qi-Gong-Übungen wie das »Pferd« praktiziert haben.

so weit, dass man andere Menschen mit Qi Gong behandeln kann. Nur wenige Qi-Gong-Übende können dieses Ziel erreichen und der Ruf von Qi Gong hat durch das Wirken einiger Betrüger leider gelitten.

Der zweite Grund liegt darin, dass Qi Gong nicht in allen Ländern anerkannt ist. Viele Regierungen haben ihre Aufmerksamkeit nur auf die moderne Medizin gerichtet und altes medizinisches Können, besonders solche Energiebehandlungen, sind in Vergessenheit geraten, weil man sie für unwissenschaftlich hält. Das ist falsch!

Natürlich können Qi-Gong-Meister so wie Ärzte nicht alle Krankheiten heilen. Doch sie können auf jeden Fall das Immunsystem der Patienten stärken. Bei der Behandlung erfolgt keine Schädigung der inneren Organe, was beim Einsatz chemischer Medikamente durchaus passieren kann. Besonders gute Erfolge können bei chronischen Problemen erzielt werden und sehr oft passiert es, dass die Meister schwere Krankheiten bei Patienten heilen, bei denen die Schulmedizin schon die Hoffnung aufgegeben hat.

失誤

Negative Auswirkungen durch falsch ausgeführte Qi-Gong-Übungen

Durch falsch ausgeführte Übungen kann der Energiefluss gestört oder auch blockiert werden. Dies äußert sich durch ein Druckgefühl im Kopf, Schmerzen oder Schlaflosigkeit. In China gibt es für diesen Zustand sogar einen eigenen Namen. Man nennt ihn »Pien Za« oder auch »Qi-Gong-Krankheit«.

Ein Problem kann auch auftreten, wenn ein Qi-Gong-Schüler zu früh damit beginnt, anderen Menschen seine Energie übertragen zu wollen. Dies kann dazu führen, dass seine Energie später, auch wenn er nicht behandelt, weiter aus seinem Körper fließt und für ihn verloren geht. Man nennt dies »Lou Qi«.

Um solche Auswirkungen zu verhindern, ist es wichtig, erst selbst genug Energie zu sammeln und im Körper zu festigen, bevor man daran denkt, anderen davon abzugeben. Im Zweifelsfall sollte man immer zuerst seinen Qi-Gong-Meister fragen.

Eine weitere Beeinträchtigung, die allerdings nur bei Übungen vorkommen kann, die sehr konzentriert ausgeführt werden müssen, ist das »Ching Gong«, was so viel bedeutet wie »großes Durcheinander« oder »große Störung«. Es tritt dann auf, wenn man während der Qi-Gong-Übung erschrickt und die Energie dadurch an irgendeiner Stelle in ihrem Fluss blockiert wird. Die Energieblockade kann sich, wenn sie nicht erkannt wird, zu einer Krankheit entwickeln. Dieses spezielle Problem kann jedoch bei meinem Qi Gong nicht auftreten, weil hier die Übungen nicht mit extremer Konzentration ausgeführt werden müssen. Reden, Radio hören und sogar fernsehen sind erlaubt, solange die Form der Übung nicht verändert wird.

Zusammenfassend kann man sagen, dass durch falsch ausgeführte Qi-Gong-Übungen auch Nachteile entstehen können. Um diese zu vermeiden, ist es nötig, die richtige Ausführung der Übungen zu kennen. Deshalb sollte man Qi Gong bei einem Meister lernen, der dem Schüler die seit tausend Jahren unveränderten Übungen beibringt. Dabei kommt es nicht so sehr auf die Anzahl der gelernten Übungen an, sondern vielmehr auf die Qualität und Richtigkeit.

功效

Weitere Wirkungsbereiche von Qi Gong

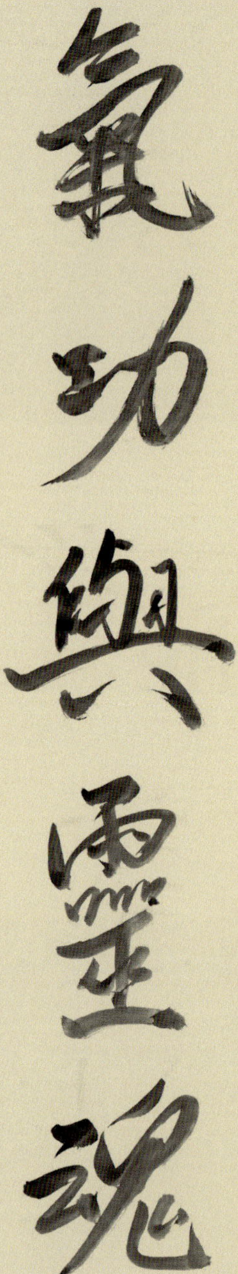

Qi Gong für die Seele

Man sagt: »In einem gesunden Körper wohnt ein gesunder Geist.« Geist und Körper sind wie Yin und Yang. Sie bleiben zusammen und verändern sich auch zusammen. Ein gesunder Körper kann den Geist befreien und viel Spaß am Leben erzeugen. Ein gesunder Geist kann andererseits auch den Körper auf den Weg zu mehr Lebensenergie bringen. Doch der eigene Körper kann sowohl Leid als auch Genuss bescheren. Wenn man morgens erwacht, sich unwohl fühlt und überall Schmerzen spürt, leidet der Geist bereits. Wenn man aber morgens erwacht und sich rundum wohl und angenehm fühlt, genießt der Geist den eigenen Körper. Durch Qi Gong fühlt sich der Körper wohl und Geist und Seele sind frei. Wenn der Geist nicht unter dem eigenen Körper leidet, kann man sagen, dass dieser Geist gesund ist.
Ich habe einmal einen Brief aus einem deutschen Gefängnis erhalten. Ein Insasse hatte in der Bibliothek zufällig eines meiner Qi-Gong-Bücher entdeckt und nach der Anleitung selbst einige Male geübt. Er fragte mich, ob er in seiner Situation die Qi-Gong-Übungen weitermachen dürfe. Während der Übungen fühle er sich gut, aber er sei ja noch im Gefängnis ...

Ich habe geantwortet, dass er weiterüben solle, egal, wie dick die Mauern wären, die ihn umgeben, die Energie könne immer durch sie hindurchdringen. Mein Herz war von ihm berührt. Ich wollte gar nicht wissen, weswegen er bestraft worden war. Doch ich weiß ganz genau, dass er einen guten und gesunden Geist hatte, sonst wäre er nicht auf die Idee gekommen, selbst hinter Gittern noch Qi-Gong-Übungen zu machen. Es gibt kein ewiges Leben, irgendwann müssen sich Geist und Körper trennen, was den Tod bedeutet. Ohne Yin kein Yang; ohne Körper kein Geist! Alles ist relativ und existiert nur in einem bestimmten Zeitraum.

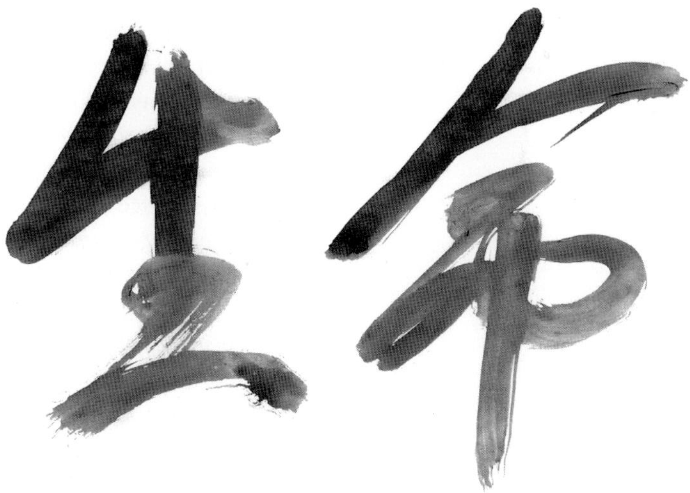

Leben

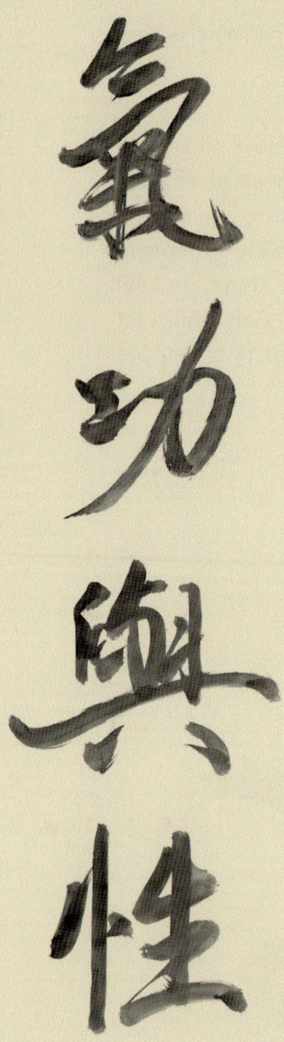

Qi Gong und Sexualität

Eine gute Verbindung von Yin und Yang verbessert unsere Lebensqualität und ein harmonisches Sexualleben macht uns glücklich. Das Wohlgefühl zwischen Mann und Frau kann über lange Zeit andauern, Qi Gong zu üben hilft dabei.

Sex spielt eine Hauptrolle in der menschlichen Entwicklung; das kann man offen sagen. Manche Qi-Gong-Übende sind allerdings der Meinung, dass man so wenig Sex wie möglich haben oder ganz darauf verzichten sollte, wenn man Qi Gong übt. Sie haben Angst davor, die gewonnene Lebensenergie zu verlieren, und behaupten, dass die Mönche in China auch keinen Sex hätten. Diese Ansicht ist falsch. Yin und Yang sollten immer zusammenbleiben.

Durch die Qi-Gong-Übungen funktionieren unsere inneren Organe bestens. Auch der Wunsch nach Sex kann sich durch sie steigern und die Dauer der sexuellen Betätigung sich deutlich verlängern. Was sollen wir tun? Einfach den Anforderungen unseres Körpers entsprechen, mit dem Strom schwimmen! Leider müssen manche Menschen aus religiösen Gründen gegen den Strom ankämpfen, wie die chinesischen Mönche, sie verbieten sich selbst die sexuelle Betätigung. Mit Qi Gong hat das überhaupt nichts zu tun. Mönche dürfen auch keine Kinder haben, normale Qi-Gong-Übende schon. Ich weiß nicht, ob es Zufall ist, doch in meiner Schule ist es schon mehrmals vorgekommen, dass Paare, die sich schon lange Kinder gewünscht hatten, nach einer Weile des Qi-Gong-Übens überraschend Nachwuchs bekommen und sehr gesunde Kinder ins Leben gebracht haben.

Sex ist schön, sehr schön sogar. Sein Wert geht weit über die Erzeugung von Kindern hinaus. Im Alltag braucht man ihn wie Essen und Trinken, man kann aus ihm Energie schöpfen und die Energien von Yin und Yang bestens harmonisieren. Doch um guten Sex zu haben, benötigt man zunächst eine entsprechend gute Energie. Die Qi-Gong-Übung sorgt auf beiden Seiten, Yin und Yang, dafür. Beim Yin, dem weiblichen Körper, verstärkt sich durch Qi Gong der Energiekreislauf. Alle inneren Organe werden geweckt und verjüngt und die Frau spürt ihren Körper viel intensiver.

In China gab es eine für ihren Reichtum und ihre Stärke bekannte Dynastie, die Tang-Dynastie. Kaiserliches Oberhaupt war eine Frau: Wu Ze Tian (624–705 nach Christus). Sie war eine tüchtige und erfolgreiche Kaiserin. Unter ihrer Führung war China damals das reichste und stärkste Land der Welt. Die Kaiserin erlangte die Achtung des ganzen Volkes, doch ihre Beamten, besonders die jungen und hübschen unter ihnen, hatten große Angst vor ihr. Diese Männer wussten genau, dass es um Leben oder Tod ging, wenn die Kaiserin sie in ihr Schlafzimmer rief, denn konnten sie sie nicht im Bett befriedigen, genügte ein Wort dieser mächtigen Frau und sie verloren ihren Kopf. Damals machten fast alle am Kaiserhof Qi Gong. Die männlichen Beamten wussten, dass ihre Kaiserin Qi Gong praktizierte, und wollten durch die Übungen die eigene Potenz verbessern.

Es war bekannt, dass die Kaiserin noch im Alter von 70 Jahren verlangte, dass ihr einige Männer mit starker Potenz zur Verfügung standen. Das Üben von Qi Gong hielt sie nicht nur gesund und verlängerte ihr Leben, sondern sorgte auch dafür, dass ihre sexuelle Lust voll erhalten blieb.

Beim Yang, dem männlichen Körper, sind die Reaktionen etwas anders. Durch das Üben von Qi Gong baut sich die Energie schnell auf. Am Anfang wollen Männer immer öfter Sex haben. Im Lauf der Zeit lernen sie, diese Bedürfnisse besser zu kontrollieren und sich nicht mehr so oft, dafür aber länger sexuell zu betätigen. Ein Geschlechtsakt kann dann mehr als eine Stunde dauern. Viele Kaiser in der chinesischen Geschichte wollten diese Fähigkeit besitzen, weil jeder von ihnen fast 100 Konkubinen hatte. Doch die Männer in solchen Machtpositionen waren meist faul und versuchten es lieber mit einer bequemeren Methode, nämlich mit der Einnahme von Potenzmitteln. Doch diese Mittel steigerten die Lebensenergie nicht, sondern reduzierten sie sehr stark. Kein Wunder, dass die chinesischen Kaiser im Durchschnitt nur etwa 40 Jahre alt wurden.

Qi Gong ist sehr gut für Sex. Doch alles hat seine Grenzen. Als Mann sollte man mit Geduld Qi Gong üben. Wenn man nämlich die gerade frisch gewonnene Energie behalten möchte, sollte man sich mindestens eine Stunde nach den Übungen zurückhalten. Die Energie, die sich durch die Qi-Gong-Übung im Körper sammelt, ist nach dieser Zeitspanne wieder harmonisch verteilt. Dann kann man bedenkenlos Sex haben.

In jedem Körper, egal ob Mann oder Frau, gibt es immer beide Energien, Yin und Yang. Es kann vorkommen, dass in einem männlichen Körper eine starke Yin-Energie vorherrscht und in einem weiblichen starke Yang-Energie, wie bei manchen gleichgeschlechtlich orientierten Menschen. Durch Qi Gong wird sich daran nichts ändern, denn diese Energieverteilung ist natürlich entstanden und völlig normal. Doch das Üben verbessert auch hier das Sexniveau genauso wie bei anderen.

Qi Gong für den Kampf

»Dieser hochnäsige Mann hatte vor lauter Hochmut alles um sich herum vergessen. Seine linke Hand hing herunter, sodass sein ganzer Oberkörper offen und ungeschützt war. Dort, auf dem Herz-Meridian, befand sich ein lebenswichtiger Punkt, und zwar zwischen den Rippen. Nur Qi-Gong-Fachleute kannten diesen Punkt, Laien wussten nichts davon. Mein Meister hatte mir einmal erzählt, dass der Gegner sofort gelähmt wäre, wenn man den Punkt mit starker Energie drücken würde. (...)
Wang, Ten Tong wusste überhaupt nicht, was passierte. In seinen Augen war ich so gut wie erledigt, deshalb achtete er überhaupt nicht auf meine Finger und ließ sie auf seinen Rippen liegen. Doch nun, nachdem ich Energie auf seinen Meridianpunkt fließen ließ, spürte er, dass etwas nicht stimmte; aber zu spät. Sein Gesicht wurde blass, die Beine schwach. Seine Hand, die sich an meiner Schulter festgekrallt hatte, löste sich und er fiel der Länge nach zu Boden.«
Dieser Auszug aus meinem Roman »Der Meister aus Shanghai« beschreibt, wie man mit Qi Gong kämpfen kann. Doch es gibt einige Voraussetzungen. Als Erstes muss man genug Energie zur Verfügung haben. Das bedeutet, dass man schon

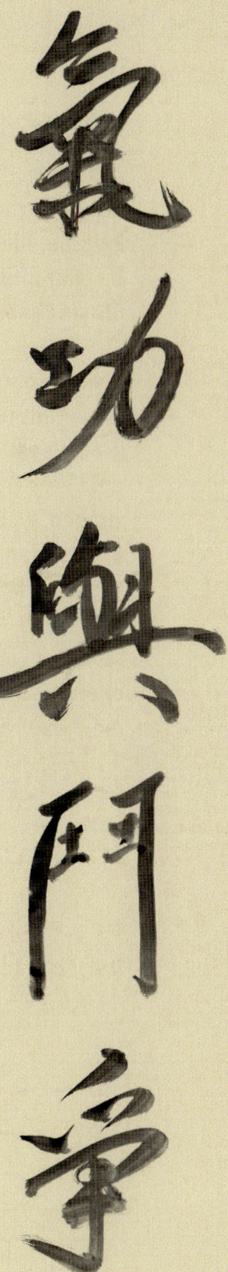

mindestens zehn Jahre lang Qi Gong, z. B. das »Pferd« geübt haben muss. Zweitens muss man die Leitbahnen der Energie, die Meridiane, gut kennen.

Das Kämpfen mit Energie ist deshalb herausragend in China – und wahrscheinlich der ganzen Welt –, weil es direkt auf Lebensenergie basiert und weit entfernt ist von blutigem Schlagen und Töten. Es hinterlässt kaum Spuren auf den Körpern der Besiegten, keine Hautverletzungen, weil das Blockieren von Energie unsichtbar ist. Aufgrund dieser Eigenschaft gehört diese Kampfkunst zu den gefährlichsten ihrer Art und ist auch nur sehr schwer zu beherrschen. Glücklicherweise gibt es nur wenige Menschen, die diese Fähigkeit haben.

Eine andere Form der Qi-Gong-Kampfkunst ist das sogenannte »Eisenhemd-Qi-Gong«: Egal, wie kräftig man auch geschlagen wird, sogar bei einem Einsatz von Stöcken, man ist unverletzlich. Der Qi-Gong-Kämpfer sammelt die Energie im Körper und ballt sie in sich zusammen, als würde er ein Eisenhemd tragen.

Wenn man die Energie auf die gleiche Weise in den Händen sammelt, kann man sogar Steine zerschlagen. Leider sieht man solche Künste meist nur im Rahmen einer Showdarbietung. Trotzdem überrascht es die Zuschauer zu sehen, welche Kraft beim Qi Gong entsteht.

Qi Gong und Tai Chi Chuan

Qi Gong und Tai Chi Chuan sind zusammen wie ein gutes Geschwisterpaar: Beide haben spezielle Eigenschaften, aber auch viel Ähnlichkeit miteinander. Wer Qi Gong gut beherrschen will, sollte auch Tai Chi lernen oder es zumindest kennen. Durch das Üben von Tai Chi kann man die neu gewonnene Energie aus dem Qi Gong viel besser harmonisieren. Deswegen wird der Kopf frisch und der Körper bleibt jung. In China sind Qi-Gong-Meister meist auch Tai-Chi-Lehrer.

Tai Chi Chuan und Qi Gong wurden beide auf der Basis der chinesischen Philosophie, z. B. der Theorie von Yin und Yang, entwickelt. Tai Chi wurde in China ungefähr tausend Jahre später als Qi Gong begründet, nach Europa kamen die beiden Bewegungsformen allerdings fast gleichzeitig. Sie sind wegen ihrer wunderbaren Wirkung auf die Gesundheit weitverbreitet.
Im Folgenden möchte ich kurz die Unterschiede zwischen den beiden Bewegungsformen darlegen.

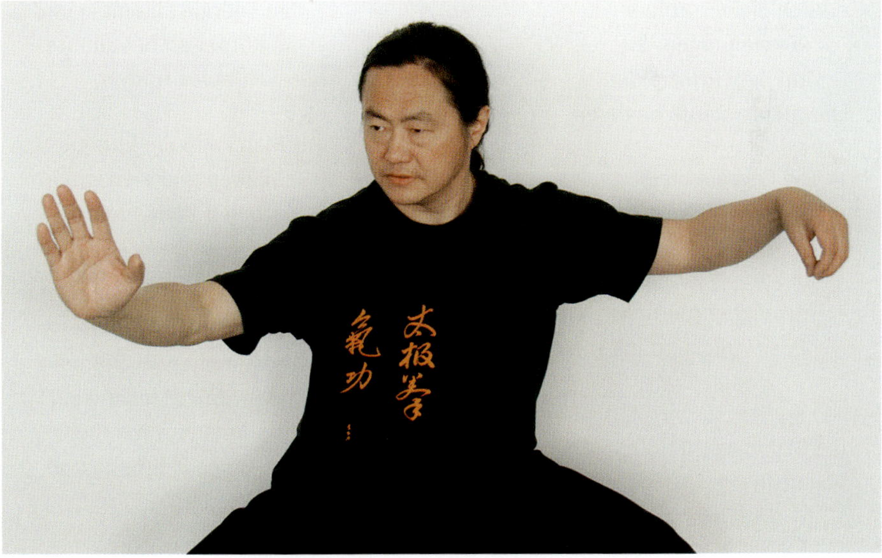

Eine Position aus dem Tai Chi Chuan

Tai Chi Chuan		Qi Gong
»Tai Chi« = »grenzenlos in Harmonie« »Chuan« = »boxen«	Definition	»Qi« = »Energie« »Gong« = »Fertigkeit«
Tai Chi wurde für den Kampf entwickelt, gleichzeitig wird die innere Kraft des Körpers gestärkt und die Gesundheit verbessert.	Zielsetzung	Zielsetzung beim Qi Gong ist es, das Geheimnis der Energie für die Menschen und unsere Welt zu entdecken.
Man gewinnt Energie durch die verschiedenen Bewegungen, die auf dem Prinzip des Energiekreislaufs basieren. Die Energie bleibt im Körper und kreist dort.	Energie-gewinn	Durch langes Üben kann man Energie sammeln und im Körper an bestimmte Stellen führen. Man kann die Energie abgeben und Menschen damit behandeln.
Man kämpft mithilfe von Technik, körperlichen Positionen und mit innerer Kraft. Die Grundlage dafür ist die chinesische Theorie von Yin und Yang.	Kampf	Beim Qi Gong kämpft man nicht mithilfe bestimmter Positionen oder Abwehrtechniken, sondern durch die eigene gesammelte und gesteuerte Energie.

Tai Chi Chuan		Qi Gong
Durch die körperlichen Übungen wird die eigene Energie gesteigert und das Immunsystem gestärkt. Der Körper wird lebendiger und verjüngt sich. So kann man Beschwerden selbst behandeln.	Behandlung	Durch das Sammeln von Energie kann man sich selbst behandeln. Mit genügend Erfahrung, dem Wissen über die Theorie von Yin und Yang und die chinesische Medizin kann man auch die eigene gesammelte Energie auf andere Menschen übertragen und sie so behandeln.
Je nach Fähigkeit, Wissen und Erfahrung kann man beim Tai Chi verschiedene Stufen erreichen. Man kann Schüler, Lehrer, Kämpfer und später Meister sein.	Entwicklungs-stufen	Je nach Können kann man Schüler, Lehrer, Arzt und Meister werden.

氣功與宗教

Qi Gong und Religion

In China war Qi Gong eng mit der Religion verknüpft. Ohne Daoismus und Buddhismus konnte Qi Gong nicht existieren, weil sie die Theorie, die Quelle für Qi Gong waren. Auch Buddha war zu Lebzeiten ein Qi-Gong-Spezialist, wie man an den Haltungen der Statuen in den Klöstern sehen kann; entweder zeigen diese, wie man Energie vom Universum erhalten kann, oder in welcher Haltung sie uns Energie schicken.
Mich wundert, dass ich ähnliche Haltungen bei Statuen in europäischen Kirchen gesehen habe. Auch hier umgibt die Heiligen eine Aura, so wie der Energiekreis Buddha umgibt. Darstellungen von Jesus beim Predigen zeigen ihn immer in ganz lockerer Haltung, wie bei einer Energieübertragung. War Jesus zu seinen Lebzeiten auch ein Qi-Gong-Spezialist? Dazu kann ich nichts sagen, doch eines weiß ich genau: Seine heilige Ausstrahlung ist voller Energie. Das spürten seine Anhänger ganz sicher damals schon. Wir können sogar heute etwas davon spüren, wenn wir in lockerer Haltung in einer Kirche sitzen.
»Locker« ist ein ganz wichtiges Wort im Qi Gong. Wenn die Heiligen uns Energie übergeben wollen, machen sie ihren Körper locker. Wenn wir Energie aufneh-

men wollen, machen wir unseren Körper ebenfalls locker. Es ist bestimmt kein Zufall, dass man im Tempel, im Kloster und in der Kirche so viele Bilder und Statuen von Personen sieht, die alle eine lockere Haltung eingenommen haben. »Locker« bedeutet hier »frei«. Die ganz befreiten Körper, die wir bei den Heiligen sehen können, haben keine Grenzen mehr. Ihre Energie hat sich schon lange mit unserem Universum verbunden.

Beim Betrachten von Statuen und Bildern solcher Heiligen haben viele Menschen deshalb das Gefühl, sich nicht mehr in einem kleinen Tempel, Kloster oder einer Kirche zu befinden, sondern in Himmel und Erde, im grenzenlosen Universum.

氣功與政治

Qi Gong und Politik

Eine Heilkunst wie Qi Gong, was hat die mit Politik zu tun? Qi-Gong-Übende wollen in erster Linie etwas für die Gesundheit tun, wie kann man dieses Ziel mit Politik verbinden? Leider passiert es nur allzu oft, dass politische Dinge mit Qi Gong vermischt werden, obwohl die Qi-Gong-Übenden meist gar nicht daran interessiert sind.

Qi Gong ist eine Volksbewegung, zahlreiche Menschen beschäftigen sich damit. Dadurch wird es zu einer riesigen Kraft, die auch bedrohlich wirken kann. Oft sind Politiker von den Theorien des Qi Gong beeindruckt; beispielsweise davon, dass wir an die Gleichheit der Menschen glauben und den einzigen Unterschied in Yin und Yang sehen, weiblich und männlich, zwei Seiten einer Sache, die immer gleich groß bleiben sollen. Man darf diese natürliche Regel nicht ändern und beispielsweise aufgrund irgendwelcher Überzeugungen das Yin, die weibliche Seite, unterdrücken.

Wer regelmäßig Qi Gong übt, nähert sich immer mehr der Natur an. Es gibt die Theorie, dass sich Himmel, Erde und die Menschen vereinen. Beim Üben kann man diese Theorie am eigenen Körper erfahren, weil die Energie diese drei Elemente ganz fest miteinander verbindet. Jeder, der schon eine Weile Qi Gong übt, kann das genau spüren. Wir kennen diese Welt und uns Menschen nicht nur durch Lehrmaterial und Propaganda, sondern auch durch eigene Übung. Wir beobachten unser Universum nicht nur mit Augen und Ohren, sondern spüren es mit dem ganzen Körper. Die Energie verbindet alles miteinander. Diese spezielle Eigenschaft, diese Unabhängigkeit, macht einige Politiker, Diktatoren in undemokratischen Ländern, unruhig und nervös. In solchen Ländern erlauben Partei und Führer nur, was ihre Macht stärkt.

Anfang der 90er-Jahre rief in Nordchina ein junger Mann zum Qi Gong auf. Er war von dessen Kraft stark beeindruckt und versuchte, die Lehre auf seine Art weiterzuverbreiten. Er verband Qi Gong mit dem Buddhismus, dem Wissen über das Universum und mit Metaphysik. Überall in China hielt er Vorträge und veröffentlichte Bücher. Sofort sammelten sich viele Leute um ihn, weil seine Theorie ganz neu war und die Menschen faszinierte. Doch die Machthaber empfanden ihn als Bedrohung. Immer mehr Leute glaubten an seine Worte und der Einfluss der Parteifunktionäre schwand. Gerade in China war man geistig auf der Suche: Die Ideen Maos, die ganze kommunistische Propaganda hatten lange Zeit in den Köpfen des Volkes gesteckt und waren zum Schluss verbannt worden. Das Volk wurde einigermaßen befreit, doch brauchte es etwas, woran es glauben konnte. Dieser junge Mann kam gerade zur richtigen Zeit. Er gab Qi-Gong-Kurse, als sei das eine religiöse Mission und noch ein wenig mehr. Man spürte und bekam von ihm nicht nur auf geistiger Ebene etwas, sondern auch auf körperlicher, nämlich Energie! Sehr schnell stieg die Zahl seiner Anhänger bis auf eine Million.

»Das ist eine Sekte, wir müssen diese furchtbare Entwicklung verhindern« – die Machthaber waren mit ihrer Geduld am Ende. Mit dem gesamten ihnen zur Verfügung stehenden Apparat der Repression ließen sie die Gruppe unterdrücken. Viele Anhänger wurden festgenommen, zahlreiche wurden zur Zwangsarbeit oder ins Gefängnis geschickt. Die Regierung dachte, dass sie diese neu entstandene Bewegung sofort vernichten könne, wie sie das schon so oft bei anderen geschafft hatte. Doch diesmal hatte sie sich geirrt, weil sie es mit Qi Gong zu tun hatte. Dagegen half die ganze Propaganda nichts und auch keine blutige Unterdrückung. Man kann nicht allen Dingen vertrauen, aber man glaubt immer dem Gefühl im eigenen Körper. Wenn sich durch das Üben von

Qi Gong die Gesundheit verbessert oder man bei einer Übung zum ersten Mal im Leben Energie gespürt hat, welche Rolle spielt dann noch die Stimme der Machthaber? Natürlich keine! Eine Kraft, die mit dem Strom fließt, wird immer größer. Doch manche Politiker wissen das nicht. Sie glauben immer, dass sie die Größten sind, weil sie die Macht haben. Das Ergebnis dieses Kampfes zeigt sich heute deutlich: Der junge Mann von damals lebt jetzt in Amerika. Weltweit hat er schon Anhänger gewonnen, die sich zum Teil gemeinsam organisieren. Sie machen nicht nur gemeinsame Übungen, sondern auch politischen Kampf. Ihre Zeitungen und Satellitenfernsehsendungen verbreiten ihre Sache um ein Vielfaches besser, als die staatliche Presse von China dagegensetzen konnte. Es könnte sein, dass sie einmal die Totengräber für die größte und stärkste kommunistische Regierung der Welt werden. Und wer hat das alles bewirkt? Nicht der junge Mann von damals, der von Qi Gong fasziniert war und es auf seine Art und mit eigenen Theorien verbreitete. Auch nicht seine Anhänger, die am Anfang nur etwas für die eigene Gesundheit tun und einen neuen Glauben finden wollten – sondern die Machthaber selbst. Sie haben diesen großen Feind »aus dem Nichts« entstehen lassen und von etwas Unpolitischem zu etwas Politischem gemacht. Wahrscheinlich glaubte die chinesische Regierung damals, sie könnte sofort alles wieder unter Kontrolle bringen und diesen jungen Mann mit seiner Theorie unterdrücken, weil sie fast die ganze Kraft im Land hatte, Polizei, eine bewaffnete Sicherheitsarmee und die ganze Propagandamaschinerie, im Gegensatz zu ihm, der nichts hatte. Und doch hatten diese Übenden etwas – etwas Unsichtbares, Energie, die sie durch die Qi-Gong-Übung erhalten hatten. Diese Energie gehörte nicht nur den Menschen, sondern auch der Natur und dem Universum. Sie konnte sich sofort in große Kraft verwandeln. Doch die Machthaber waren nicht in der Lage, das zu akzeptieren. Zu dumm für sie!

Qi Gong und Ernährung

Qi Gong und die Ernährung haben die gleiche Funktion. Beide führen dem Körper etwas von außen zu. Bei der Qi-Gong-Übung bekommt man Energie, beim Essen Nahrung. Um zu überleben, muss man essen, Qi Gong muss man nicht unbedingt machen. Wenn man aber wegen verschiedener Krankheiten keinen Appetit mehr hat, kann die Qi-Gong-Übung dabei helfen, wieder zu einem normalen Essverhalten zurückzufinden. Man kann aber auch wegen Qi Gong bewusst einige Zeit kein Essen zu sich nehmen. In dieser Zeit des Fastens hat der Qi-Gong-Übende nicht den Wunsch zu essen. Ein Reinigungsprozess läuft im Körper ab, das Hungergefühl ist verschwunden. Man fühlt sich trotzdem fit und gesund, auch wenn man einige Tage lang gar nichts zu sich genommen und nur Wasser getrunken hat. Danach ist man wie neu geboren, Körper und Geist fühlen sich »erleichtert«. In diesem Zustand können auch einige unheilbare Krankheiten den Menschen verlassen. Dann hat man sogar wieder mehr Lust zu essen und der Appetit steigert sich um ein Vielfaches. Das ist eine gute Leistung, die durch Qi Gong und die Ernährung gemeinsam erreicht wird. Nur muss man genau wis-

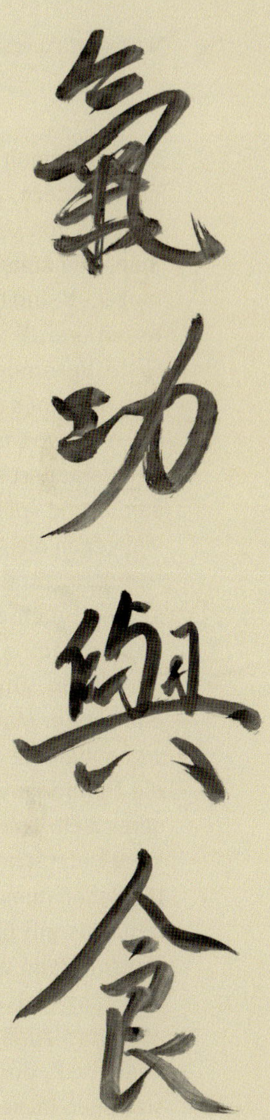

sen, dass man diese Form des Fastens nicht fordern, suchen und planen darf. Es muss von selbst mit dem Strom kommen. Alle künstlichen Beeinflussungen hingegen sind falsch.

Essen und Qi Gong ergeben die direkteste Verbindung des Menschen mit der Natur. Es gibt natürliche Regeln, die nicht von uns Menschen gesteuert und verändert werden können. Aus diesem Grund sollten wir im Alltag nicht zu viel gegen die Anforderungen von innen kämpfen, sondern lieber loslassen. Essen hat auch etwas mit Kultur zu tun und es kann auch einen Kunstgenuss vermitteln. Gutes Essen verschönert das Leben. Man kann vieles genießen, wenn man die Regeln der Natur kennt, die Harmonie von Yin und Yang. In unserer Welt kann man alles nach Yin und Yang unterscheiden. Diese beiden Seiten sollen immer im Gleichgewicht bleiben. Das gilt überall, auch in unserem Bauch! Wenn wir zu viel Yang-Gemüse und Yang-Fleisch zu uns nehmen, dann wird uns zunächst innerlich unangenehm heiß, der Mund wird trocken und so weiter. Im seelischen Bereich werden wir unruhig, aufgeregt und zu leicht wütend. Wenn wir zu viel Yin-Gemüse und Yin-Fleisch gegessen haben, dann spüren wir zunächst eine innerliche Kälte und Schwindel im Kopf. Im seelischen Bereich werden wir lustlos und depressiv.

Die Zusammenstellung des Essens sollte immer ausgewogen sein, man wählt von Yin und Yang gleichermaßen ohne Tendenz in eine Richtung. Wie kann man wissen, welche Nahrung zu Yin und welche zu Yang gehört? Ganz einfach: Was im Bauch kühl wirkt, ist Yin, und was warm wirkt, ist Yang. Manchmal kann ein Lebensmittel von Yin zu Yang werden oder umgekehrt, je nachdem, welche Kochmethode man wählt. Beispielsweise gehört Weißbrot eigentlich zu Yin, aber wenn man es röstet, bis es schwarz ist, dann ist es Yang. Paprika gehört zu Yang, doch wenn man sie als Salat salzt, wird sie zu Yin. Oft hat Yang-Fleisch viele Kalorien, die eine große Rolle für unsere Gesundheit spielen. Viele Menschen verzichten aus Angst vor Gewichtszunahme auf den Genuss von solchem Fleisch. Manche glauben sogar, nur vegetarisches Essen sei für Menschen die richtige Nahrung, obwohl sie großen Appetit auf Fleisch haben. Durch den lange unterdrückten Wunsch und die erzwungene Tendenz zu vegetarischem Essen leiden solche Menschen oft an niedrigem Blutdruck, sie sind schläfrig, nervös, werden manchmal sogar ohnmächtig. Wir sollten uns vielseitig ernähren. Auch beim Essen brauchen wir die Harmonie von Yin und Yang. Vor dem Dickwerden muss man sich nicht fürchten, wenn man Qi Gong übt. Vieles, was durch das Essen aufgenommen wird, kann zu Energie umgewandelt werden.

Qi Gong ist keine Medizin. Es bringt nur Dinge wieder in Ordnung, die in Unordnung waren. In meinen Qi-Gong-Kursen passiert dieser Ausgleich oft: Menschen mit hohem und Menschen mit niedrigem Blutdruck machen die gleiche Vorübung, die gleiche Hauptübung und die gleiche Auflösung. Einige Zeit später ist der hohe Blutdruck gesunken und der niedrige nach oben gegangen – in beiden Fällen bleibt der Blutdruck im normalen Bereich. Ein gutes Ergebnis durch die Übung, die nur mit der Natur, der menschlichen Energie und der Energie des Universums zu tun hat.

尾聲

Nachwort

»Woher sind wir gekommen und wohin werden wir gehen?« Diese Frage stellt sich wohl jeder Mensch einmal im Laufe seines Lebens. Manche glauben, dass sie schon eine Antwort gefunden haben, andere suchen immer weiter, so wie ich. Irgendwie finde ich, dass ich schon auf dem richtigen Weg bin. Der Mann, der mich zu diesem Weg geführt hat, lebt wahrscheinlich schon lange nicht mehr. Wir haben uns auch niemals in Wirklichkeit miteinander unterhalten oder sind uns begegnet, denn er ist nur eine menschliche Figur aus Bronze. Als ich ihn zum ersten Mal gesehen habe, lag er auf einem Flohmarkt in Bangkok auf dem Boden. Ich verbrachte meinen Urlaub in Thailand und ging zufällig dort vorbei. Vielleicht wegen der Einfachheit, mit der die Figur gearbeitet war, ohne viel Farbe und Schmuck, hatte kaum jemand nach diesem Buddha gefragt. Aber ich bemerkte sofort, dass etwas an ihm besonders war. Dann kam er mit mir überall hin, in viele Länder Asiens und Europas. Jetzt befindet er sich auf meinem Bücherschrank zu Hause in Stuttgart. Er sitzt dort bewegungslos schon mehr als zehn Jahre lang und es liegt viel Staub auf ihm. Ich habe den Staub nie entfernt, weil ich den Buddha nicht stören wollte. Er zeigt mir sehr viel, lässt mich Energie erhalten und mich direkt mit unserem Universum verbinden, wenn ich das Gleiche tue wie er, obwohl es sich nur um eine menschliche Figur aus lebloser Bronze in einer Qi-Gong-Position handelt. Doch war dieser Mann auch einmal lebendig. Er hat durch diese Position Lebensenergie erhalten und zeigt uns auch nach seinem Leben noch eine Welt voller Energie.

Jetzt weiß ich, dass alles, was wir in unserem Universum sehen, nur mit Energie zu tun hat, und auch alles, was wir in unserem Universum nicht sehen. Beim Menschen gibt es nur einen Unterschied zwischen Leben und Tod, nämlich den, ob die Lebensenergie noch da ist. Lebensenergie und Todesenergie sind zwei Seiten der Natur, sie bleiben zusammen und unterliegen einem Wechsel wie Yin und Yang. Wenn man tot ist, bedeutet das Yin, Leben bedeutet Yang. Wir alle sind noch am Leben und brauchen Lebensenergie. Wie erhält man sie? Indem man nach diesem Buch handelt. Es ist ein Buch, das die Menschen auf den Weg bringt und ihnen zeigt, wie man Energie auftanken und damit sich selbst und anderen Leuten helfen kann. Das ist ein heiliger Weg, den es schon ewig gibt.

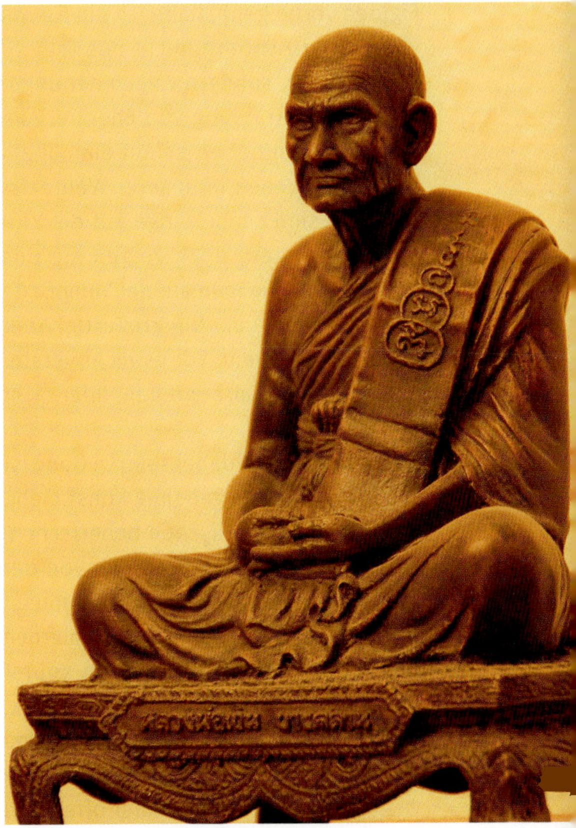

Die Position meines Buddhas lässt mich Energie erhalten und mich direkt mit dem Universum verbinden.

Jedes Mal, wenn ich in Kirchen, Klöstern und Tempeln an verschiedenen heiligen Figuren vorbeigehe, habe ich ein Gefühl von großer Achtung, nicht aus religiösen Gründen, sondern wegen der ungestörten Ausstrahlung von Energie. Alle diese Figuren haben schon einmal als lebendige Wesen in unserer Welt existiert. Sie sind schon lange auf die Yin-Seite gegangen, doch zeigen sie uns immer noch, wie man auf der Yang-Seite besser leben kann. Wie großartig! Aber auch schade, wenn wir es nicht verstehen, oder es zwar begreifen, aber nicht danach handeln!

Lasst uns einfach dabei sein! Qi Gong ist schon lange keine geheime Kunst mehr, die nur wenige Menschen beherrschen, sondern eine Übung für viele, von der fast jeder profitieren kann. Du musst es nur durch dieses Buch kennenlernen und einfach mitmachen, dann spürst du zuerst die Lebensenergie, so stark, wie du es noch nie erlebt hast. Deine gesundheitliche Situation wird von Tag zu Tag besser. Du bist immer offen und hast immer mehr Kontakt zu Natur und Universum. Dein Kopf ist immer klar und im Körper verspürst du immer mehr Wohlgefühl. Dein Leben ist so schön, dass du es immer genießen willst, und trotzdem hast du keine Angst mehr vor dem Lebensende, weil du schon weißt, dass es nur eine Wanderung von der Yang-Seite zur Yin-Seite ist. Aufgrund deiner Lebensenergie kannst du wieder zurückwandern, natürlich in einer anderen Form und auf eine andere Art – ein schöner neuer Anfang!

Mach einfach mit! Die Lebensenergie ist so wichtig für uns Menschen und wir können sie durch Qi Gong so einfach erhalten. Warum sollen wir nicht harmonisch mit der Natur leben? Die Qi-Gong-Übung ist eine sehr einfache Übung. Wir müssen uns nur dem Strom der Energie öffnen, dann öffnen sich diese Welt und das Universum auch für uns. In Wirklichkeit gibt es für uns gar kein Geheimnis. Alles existiert nur durch Energie. Qi Gong kann uns das erklären und wenn wir es verstehen, profitieren wir davon nicht nur theoretisch, sondern auch seelisch und körperlich.

Yuan, Hong Li